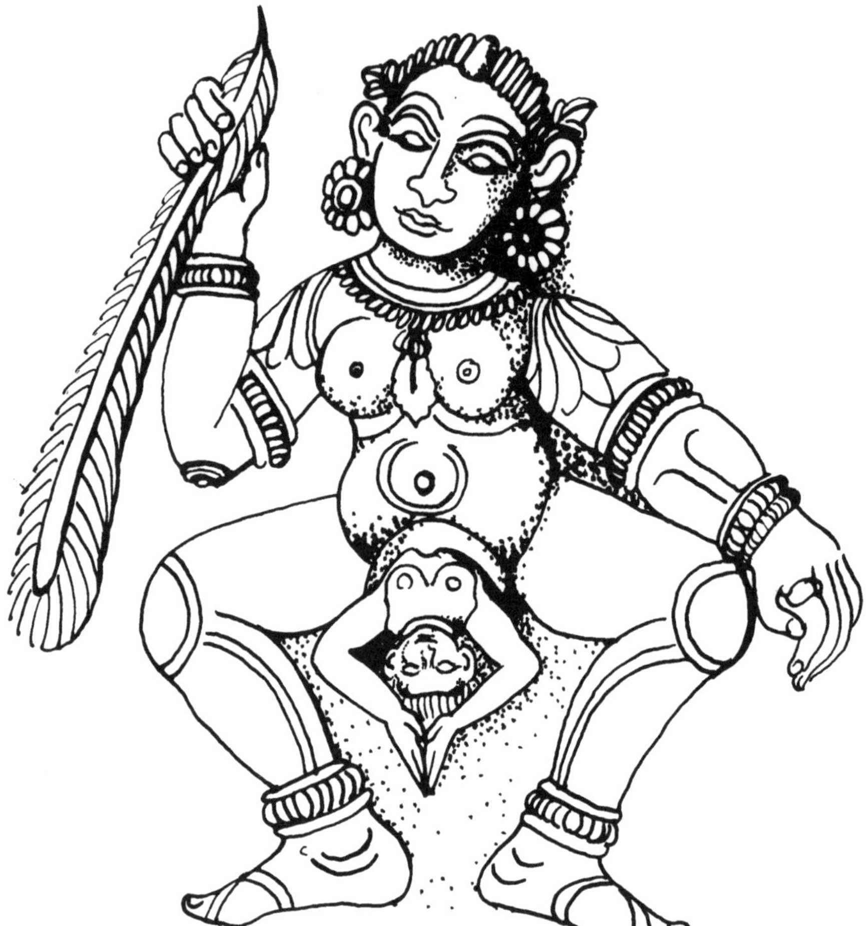

Mareile Ahrndt

Das Wehen-Handbuch

Wenn sich das Kind auf die Reise macht.
Vom Einsetzen der Wehen bis zu den Nachwehen.

Ein Ratgeber

Autumnus Verlag

Zweite, durchgesehene Auflage

Umschlagbild und Illustrationen:
Barbara Klingenberg Graphik München
Druck und Bindung: Clausen & Bosse, Leck
Printed in Germany
ISBN 3-00-013506-5

www.autumnus-verlag.de

Inhalt

2. Kapitel:

3. Kapitel:

4. Kapitel:

Natürliche Mittel aus der Apotheke 52

5. Kapitel:

Wehen aus Männersicht 63

Wozu ein Handbuch zur Vorbereitung auf die Wehen?

Hinter diesem Buch steckt die Erkenntnis, dass es trotz guter Vorbereitungskurse und wachsender Ratgeberliteratur um die Frau mit ihren Ängsten vor den Geburtswehen seltsam still wird. Viele Frauen fühlen sich gerade bei den Wehen völlig allein gelassen. Dafür gibt es Gründe: Die Wehen verlaufen sehr individuell. Jede Frau empfindet sie anders. Rat zu geben, ist daher schwierig. Unmöglich aber ist es nicht.

Ärztinnen und Ärzte interessieren sich für die Wehen erst unmittelbar vor der Entbindung. Davor stehen sie ihnen ohnehin recht hilflos gegenüber - sie können nur dazu beitragen, sie mit medizinischen Hilfsmitteln auszuschalten. Eben wie auf Knopfdruck.
Das hilft den Gefühlen und Gedanken der Frau überhaupt nichts - obwohl gerade sie eine große Rolle vor und bei der Geburt spielen. Denn wie man mit den Wehen umgeht, trägt viel zum glücklichen Verlauf der Geburt bei.
Deswegen soll für die Zeit im Kranken- oder Geburtshaus hier das Allerwichtigste vermittelt werden: Selbstbewusstsein.

Angst vor der Geburt hat fast jede Frau, die ein Kind erwartet. Immer häufiger lassen Frauen sich Termine für einen Kaiserschnitt geben, der medizinisch nicht unbedingt notwendig wäre. Operation statt Geburt - auch für viele ÄrztInnen sind damit Unwägbarkeiten und Risiken aus dem Weg geräumt. Und für die Frau klingt es reizvoll: Sie spart sich die Wehen, diese früher unvermeidlichen, unausweichlichen Schmerzen vor, während und nach der Geburt. Doch die Entscheidung für oder gegen einen Kaiserschnitt kann besser treffen, wer sich über das, was Geburtswehen bedeuten, informiert hat. Das Pro und Contra des Kaiserschnitts wird in diesem Handbuch unideologisch abgewogen. Auch, wer sich eine Rückenmarkspritze (PDA) geben lassen will, rätselt herum, wann eigentlich die Wehen einsetzen, wann die Geburt losgeht, wann man ins Krankenhaus oder Geburtshaus fahren sollte. Dazu gibt es hier praktische Tipps.

Das Wehen-Handbuch will Schwangeren helfen, die Entscheidungen vor der Geburt und rund um die Geburt vernünftig treffen zu können - rechtzeitig und der eigenen Persönlichkeit angemessen.

Vor allem aber will dieses Buch den Wehen wieder „einen Platz geben“ in unserem Leben.

Viel von dem, was früher jede Frau über Wehen wusste, ist verloren gegangen, als die Geburtsmedizin von Männern übernommen wurde. Aber in erster Linie ist die Furcht vor den Geburten gestiegen, weil Frauen untereinander - solche mit Kindern, solche ohne Kinder - sich über Wehen wenig austauschen. Und wenn es geschieht, dann ganz nach dem menschlichen Prinzip: Es interessiert nur das, was schief geht.

In diesem Buch soll nicht vorrangig medizinisches Wissen, Hebammenkunde und psychologisches Know-how vermittelt werden. Dieses Buch will ein Handbuch sein, das zum Nachschlagen dient und darüber hinaus Vorschläge macht, wie werdende Mütter ohne Hilfsmittel mit Wehen umgehen könnten, wenn sie sich für eine Geburt mit Wehen entscheiden. Es soll der eigenen Vergewisserung jeder Frau dienen, wie sie zu Wehen steht.

Das Ziel des Buches wäre erreicht, wenn die Leserinnen ihre Ängste durch die Lektüre besser einschätzen könnten und dann entscheiden, wie sie die Situation meistern wollen. Vielleicht können Sie nach dem Lesen die Ratschläge Ihrer Hebamme und Ihres Arztes/Ihrer Ärztin besser aufnehmen und umsetzen!

Und schließlich: Das Wehen-Handbuch ist entstanden als Ergebnis von Gesprächen mit vielen Frauen, die sich mit Wehen auseinandergesetzt haben, die Wehen erlebt haben.

Dieses Buch habe ich nach der Geburt meines dritten Kindes geschrieben. Die Kapitel über „Natürliche Mittel aus der Apotheke", „Schmerzlindernde Medikamente im Krankenhaus" und „Wehenfördernde Mittel" hat die Pharmazeutin Dr. rer. nat. Ulrike Trost (Berlin) verfasst. Die medizinische Beratung lag bei Dr. med. Nikolaus Herbst (Coesfeld), der nicht nur seine fachlichen Kenntnisse, sondern auch seinen Erfahrungsschatz nach über 30-jähriger Tätigkeit als Chefarzt der Gynäkologie im Krankenhaus eingebracht hat. Die Anästhesistin Simone Wehen vom St. Gertrauden-Krankenhaus in Berlin, in dessen Geburtshilfe-Abteilung auch Behandlungen mit traditioneller chinesischer Medizin angeboten werden, hat die Abschnitte zu Entonox, Periduralanästhesie, zur Narkose und zu "Alternativen Methoden der Schmerztherapie" komplettiert.
Die Kästchen zu rechtlichen Fragen hat der auf Medizin- und Patientenrecht spezialisierte Anwalt Benjamin Bothe (Braunschweig) geschrieben. Der Linguist Markus Lang (Leipzig) hat meine sprachgeschichtlichen Fragen beantwortet. Eva Schmidt-Klingenberg (Hamburg) hat ihre Ängste vor einer Geburt für dieses Buch in Worte gekleidet. Von Elke Bauer (Tübingen) stammen die eindrücklichen Schilderungen, wie bei ihr die Geburten ihrer Söhne begannen. Ihre Erfahrungen mit einem Kaiserschnitt auf Wunsch hat Stephanie Keller (München) notiert. Ohne sie alle hätte dieses Buch nicht entstehen können. Ich danke ihnen herzlich.

Über Anregungen und Erfahrungsberichte würde ich mich freuen. Sie erreichen mich per E-Mail über die Homepage des Verlages (www.autumnus-verlag.de).

1. Kapitel:
Den Kopf freikriegen - mentale Vorbereitung

Es ist natürlich schwierig für Sie, sich auf etwas vorzubereiten, von dem Sie sich gar keine Vorstellung machen können. Und dennoch kreisen die Gedanken aller Schwangeren selbstverständlich oft um die Wehen. Viele Frauen entwickeln, ohne es richtig zu merken, während der Schwangerschaft ein bestimmtes Bild von sich selbst, ein Bild davon, wie sie sich während der Wehen verhalten werden (oder wollen) - ohne dass sie wissen, wie Wehen sind. Dieses Bild von sich kann einem weiterhelfen, sich auf die Wehen einzustellen. Aber ein solches Selbstbild zu entwerfen, hat auch Nachteile: Die Ansprüche an sich selbst sind entweder viel zu niedrig oder sie sind viel zu hoch.

Zu niedrige Ansprüche

Wer zu niedrige Ansprüche an sich stellt, wird völlig unnötigerweise den Herausforderungen nicht gerecht. Die Haltung zum eigenen Körper und seinen Möglichkeiten hat etwas mit dem Selbstbewusstsein der Frau zu tun. Der gebärende Körper muss einer Frau nicht fremd sein. Sie kann ihn als Teil von sich akzeptieren und braucht vor den nicht steuerbaren Äußerungen nicht zurückzuschrecken.

Alle positiven und negativen Gefühle, die sich in der Schwangerschaft abwechseln, beeinflussen die Furcht vor den Wehen. Es ist oft ein Wechselbad: Hoffnungen sind genauso häufig wie Nöte, Enttäuschungen folgen den Befriedigungen.

Und kaum eine schwangere Frau leidet nicht unter Zukunftsängsten. Schafft man es finanziell? Hält die Beziehung zum Vater des Kindes? Was wird aus einem selber und den eigenen Interessen?

Solche Gedanken fördern auch die Angst vor den Wehen. Schließlich sind die Wehen das Anzeichen, dass die Geburt, dieses alles verändernde Ereignis, eintritt.

Ratschlag für Schwangere mit zu niedrigen Ansprüchen an sich

Wichtig ist es, die Zukunftsängste von den Ängsten vor der Geburt zu trennen. Wenn Sie sich mit den Problemen, die nach der Geburt einsetzen könnten, herumschlagen, sollten sie versuchen, nicht sofort im Anschluss über die Geburt nachzudenken.
Denn dabei würde nur herauskommen, dass sich Ihre Ängste vor der Zukunft auf die Ängste vor den Wehen übertragen.
Sie sollten sich bewusst werden, *wann* Sie sich mit der Geburt beschäftigen! Denn danach richtet sich, *wie* Sie sich mit der Geburt beschäftigen.

Ausgeliefert sein?

Es ist nicht gleichgültig, wie die Einstellung der Frau zur Geburt ist. Viele Frauen mit zu niedrigen Ansprüchen an sich als Gebärende haben das Gefühl, sie wären den Wehen hilflos ausgeliefert. Das stimmt nicht. Es gibt viele Situationen im Leben, die unvermeidlich sind. Trotzdem fühlen wir uns ihnen nicht hilflos ausgeliefert.
Die meisten der unvermeidlichen Situationen, so kommt es uns zumindest vor, haben allerdings nichts mit dem Körper zu tun. Unser neuzeitliches Körperverständnis ‘zerlegt’ den Körper leider in verschiedene Teile.

Die Einheit der Körperteile muss heutzutage jede Frau für sich wieder herstellen. Die Begeisterung nach den Ultraschallbildern ist die gute Seite der Medaille. Die schlechte Seite ist es, nach jedem Arztbesuch, nach jedem Ultraschall zu einem ganzheitlichen Gefühl zurückkehren zu müssen. Wem das gelingt, der kann weit vor der Geburt ein Verständnis für den eigenen gebärenden Körper entwickeln, ein Verständnis, das die Wehen erleichtert.

Dabei hilft ein Blick zurück in die Vergangenheit. Die 'Zerteilung' des weiblichen Körpers ist eine Erscheinung des 20. Jahrhunderts. Eva Labouvie hat in ihrer sehr interessanten Studie „Andere Umstände. Eine Kulturgeschichte der Geburt" untersucht, wie saarländische Frauen im 18. Jahrhundert mit Schwangerschaft und Geburt umgegangen sind.
Sie schreibt:

> *"Allen Geburten war das Erlebnis des Schmerzes gemeinsam. Er war physische Begleiterscheinung, psychische Schreckfigur, Gradmesser der Belastbarkeit, Anhaltspunkt für einen guten oder schlechten Geburtsverlauf und Anlass zu vielfältigen Mutmaßungen, ja eines der äußeren Insignien für den fehlenden Blick ins Leibesinnere. Ihm kam zugleich Bedeutung als Indikator für die unsichtbaren Vorgänge zwischen Körper und 'Seele', als Richtschnur für konkrete Maßnahmen, aber auch als ein komplexer Symbolträger zu."*

Der fehlende Blick ins Leibesinnere ist in diesem Fall ein Pluspunkt - die Art der Wehen waren das einzige Zeichen dafür, wie es dem Kind. Mutter und Kind galten zu Recht als Einheit. Ultraschallbilder suggerieren uns eine Trennung, die erst nach der Geburt, erst nach den Wehen Wirklichkeit wird.

Wehen als Tätigkeit

Für die Frauen, mit denen sich Eva Labouvies Untersuchung beschäftigt, waren Wehen nicht einfach die Kontraktion eines ihrer Körperteile. Die Wehen waren eine Tätigkeit wie das Ernteeinholen. Es war nicht angenehm, es musste sein, je besser man es machte, umso besser war das Ergebnis - aber allentscheidend war das Schicksal.

Wehen gehörten zum Leben der Frauen selbstverständlich dazu. Sofia Andrejewna, die Frau von Leo Tolstoj, hat dreizehn Kinder geboren. Als sie im September 1862 geheiratet hat, war sie achtzehn Jahre alt, Tolstoj war 34. Die Tagebücher von Sofia geben darüber Auskunft, dass sie die überwiegende Zeit der Ehe entweder schwanger oder im Wochenbett war oder stillte. Ihre Hauptsorge galt dem Überleben der Kinder, das sehr unsicher war. Die eigenen existenziellen Nöte unter der Geburt waren immer sofort vergessen. Für Sofia wie für alle Frauen ihrer Zeit waren Wehenschmerzen ein notwendiges Übel. Sie mussten sein, wenn man ein Kind haben wollte. Davon sind wir heute weit entfernt. Uns wird bis zur Geburt des ersten Kindes vorgespiegelt, Kinder könnte man zum körperlichen Nulltarif haben.

Wer diesem Irrtum aufsitzt, stellt sich bei dem Gedanken an Wehen quer. Dieses Querstellen ist auch körperlich zu verstehen. Es führt zu einer inneren Verkrampftheit, die die Wehen dann tatsächlich immer schlimmer macht.

Vorschläge, um Verkrampftheit loszuwerden

Integrieren Sie die Wehen in Ihr Leben! Welche Herausforderungen mussten Sie bestehen? Wie sind Sie mit den Problemen, die Sie bewältigt haben, umgegangen? Wie haben Sie sich auf schwierige, erfolgreich verlaufene Situationen vorbereitet?

Machen Sie alles, was Ihnen Entspannung bereitet. Halten Sie sich immer wieder alles vor Augen, was in Ihrem Leben gelungen ist. In der Mixtur von eigener Leistung und Glückhaben liegt, wie im Leben überhaupt, auch das Geheimnis gut verlaufender Wehen.

Das Wort 'Wehen'

Unsere Sprache sagt uns viel über die Gefühle, die die Menschen einst damit verbunden haben - und die wir, vielleicht, immer noch damit verbinden. Der Begriff 'Wehen' kommt vom Wort 'weh', das Schmerzen benennt.

Seit dem 13. Jahrhundert wird das Wort 'Wehen' ausschließlich für die Geburtsschmerzen benutzt. Erst die ärztliche Fachsprache im 16. Jahrhundert verwendet wieder die Einzahl: die eine Wehe. Später bürgert sich der Unterschied zwischen 'wahren Wehen', die zur Geburt führen und 'falschen', 'blinden', 'wilden Wehen' ein. Diese Wehen bringen die Geburt nicht voran; medizinisch waren sie nicht von Interesse, stattdessen umso mehr für Heilkundler aus dem Volk. Wilde Wehen wurden häufig als Strafen für begangene Sünden angesehen. Hebammen hießen lange 'Wehmütter', wobei das Wort

'Mutter' für 'ältere Frau' stand. Das Wort Hebamme kommt zum einen von Amme, einem früheren kindsprachlichen Ausdruck für Mutter - schließlich hat das Kind derjenigen, die es stillte (und das geschah früher über einen sehr langen Zeitraum), zuerst 'einen Namen gegeben'. Die Amme bekam dann zunächst den spontanen Mutternamen auch von der Außenwelt zugeteilt. Zum anderen stammt der Wortteil Heb- tatsächlich vom Heben - wahrscheinlich vom Heben des Kindes nach der Geburt bzw. auch vom Halten des Kindes. In manchen Gebieten Deutschlands bedeutet 'heben' nämlich auch einfach 'halten'.

Sich über Wehen unterhalten zu können, dafür brauchten die Frauenrunden, die es zu früheren Zeiten gab, Worte und Begriffe. Mit diesen Gesprächsrunden sind auch die Ausdrucksmöglichkeiten für Wehen verloren gegangen.

In ihrem schon erwähnten Buch schreibt Eva Labouvie:

> *„Aus dem von jeweils mehreren Frauen geteilten Kontext vom subjektiven Erlebnis eigener Geburten und der gemeinsamen Erfahrung bei der Geburt anderer resultierte ein interner Austausch unter den Frauen, der sich vor, während und nach Geburten, in Kindbettgesellschaften und bei anstehenden Hebammenwahlen, immer jedoch im geschlossenen Raum und nie auf der 'Gasse' vollzog, in welchem die Schmerzen, Leiden und Ängste bei der Entbindung zum Gesprächsthema gehörten."*

Ans Kind denken

Der Weg auf die Welt hat seit Menschengedenken über die Wehen geführt. Was die Wehen beim Kind bewirken, wurde immer einfach hingenommen. Das ist heutzutage anders: Die Frauen wünschen sich eine möglichst sichere Geburt, sie möchten ihr Kind keiner Gefahr aussetzen.

Dieses Anliegen kann auch die mentale und emotionale Vorbereitung auf die Wehen begleiten und muss nicht zur

Entscheidung für einen Kaiserschnitt führen (mehr zum Thema Pro und Contra Kaiserschnitt auf Wunsch siehe Kapitel 16 "Der geplante Kaiserschnitt).
Haben Wehen einen 'Sinn' für das Kind? Wenn man auf sie verzichten kann, tut man damit etwas für das Kindeswohl?
Bei der Beantwortung ist es gut, ehrlich zu sich zu sein. Geht es einem wirklich um das Kind? Oder ist das 'Denken ans Kind' nur ein anderer Begriff für die Angst vor den Wehen?

Ratschlag zur gedanklichen Vorbereitung

Versuchen Sie zunächst sich gedanklich auf eine medizinfreie Geburt einzustellen. Welche Entscheidung Sie dann auch immer treffen, sie wird Ihnen leichter fallen.

Zu hohe Ansprüche

Frauen mit zu hohen Ansprüchen an sich planen vielleicht, auf alle Hilfsmittel zu verzichten. Wenn die Wehen dann einsetzen, könnte die Enttäuschung allerdings groß sein, falls sie mit den Schmerzen doch nicht souverän umgehen können.
Frauen mit hohen Ansprüchen haben ein Körpergefühl, das das Fertigwerden mit den Wehen erleichtert. Schwierig wird es, wenn andere Menschen ins Spiel kommen und bei der Frau der Gedanke auftaucht, wie wohl die anderen die Situation beurteilen.
Die Agilität während der Schwangerschaft verträgt sich oft nicht mit dem Erdulden der Wehen. Die Stimmung alles zu bewältigen, verhindert es, sich in gewissem Rahmen auch gehen zu lassen.

Tapfer sein?

Mit Tapferkeit und Zähnezusammenbeißen haben Wehen nichts zu tun. Frauen in Wehen sind keine marschierenden Soldaten. Sie haben Gefühle und Mechanismen, die rein an Leistung orientierte Durchhalteparolen nicht benötigen. Mit solchen Parolen wird versucht, individuelles Erleben hinter den Begriff der Tapferkeit, wie ihn eine Gemeinschaft versteht, treten zu lassen. Soll Tapferkeit überhaupt eine Rolle spielen, dann nur eine solche, die von jeder Schwangeren für sich selber definiert wird.

Ratschlag für Schwangere mit zu hohen Ansprüchen an sich

Es ist wichtig für die Gebärende, sich auf das vorzubereiten, was von außen an sie herangetragen wird. Machen Sie sich ein genaues Bild von den medizinischen Hilfsmitteln. Sie können dann unter der Geburt ruhiger entscheiden, ob und was für Sie in Frage kommt. Und versuchen Sie, sich deutlich zu machen, dass die 'Zuschauer', die Sie während der Wehen haben, völlig gleichgültig sind.

Wehen - sportlich gesehen

Ein Weg, um sich Wehen vorstellen zu können, ist es, sie sportlich zu nehmen. Wie beim Sport wird an den Körper eine bestimmte Anforderung gestellt, die er erfüllen muss. Mit ihrem Willen kann die Sportlerin ein gestecktes Ziel erreichen, wenn ihr Körper dafür die Veranlagung hat. Der Körper der Frau hat erstklassige Anlagen, um ein Kind zur Welt zu bringen.

Das bedeutet: Es geht. Machen Sie sich bewusst, dass Sie es können! Ihr Körper könnte diese Leistung bringen, wenn Sie es wollen.
Es ist heutzutage unsinnig sich einreden zu lassen, da geschehe etwas einfach mit Ihnen, ob Sie wollen oder nicht. Das ist eine Außensicht auf die Wehen. Bei einem Marathonläufer, der ins Ziel läuft, sagt auch niemand (vor allem: kein Mann), sein Körper mache das einfach mit ihm. Trotzdem muss er durch das Ziel laufen. Dass er es einfach sein lassen könnte, ist eine rein theoretische Möglichkeit. Denn wenn ihm das so leicht fiele, wäre er nie zum Marathon angetreten.

> Zur mentalen Vorbereitung auf Wehen muss man nicht den Vergleich zum Marathonlauf ziehen. Es genügt zu überlegen, welche körperliche Leistung Sie unbedingt schaffen wollten und deswegen auch geschafft haben. Ob vierzig Bahnen schwimmen oder eine Treppe heraufkommen - so, wie Ihnen das gelungen ist, werden Ihnen auch die Wehen gelingen.

Den Schmerz annehmen

Es fällt vielen Frauen schwer, über bevorstehende Wehen in Ruhe nachzudenken. Die Reaktionen von Panik oder Verdrängung sind das Normale. Gerade diese Reaktionen helfen nicht, wenn die Wehen dann einsetzen. Deswegen kann es sinnvoll sein, sich in den Schwangerschaftsmonaten immer wieder mit dem Gedanken an die Wehen zu konfrontieren.
Sich Schmerzen der Zukunft vorzustellen, bringt nur etwas, wenn man sich in gelassener Stimmung befindet. Tun Sie alles, was Sie persönlich brauchen, um sich zu lockern. Setzen Sie sich auf eine Parkbank, machen Sie einen Drei-Stunden-Spaziergang, legen Sie sich ins Bett, schließen Sie die Augen - Hauptsache, Sie entspannen sich. Wer sich gut fühlt, kann sich Wehen gut vorstellen.

Die meisten Dinge, die Ihnen im Leben widerfahren sind, haben Sie einfach so akzeptiert. Sie haben gar nicht nach Gelingen oder Misslingen gefragt. Sie haben die Geschehnisse *angenommen*. Denn hätten Sie sich auch gegen das Schwierige gesträubt, stünden Sie nicht an der Stelle, an der Sie jetzt stehen. Wer sich gegen Herausforderungen sträubt, knickt um wie ein morscher Ast.

Statt Panik und Verdrängung

Denken Sie an alles, was Sie geschafft haben: Warum haben Sie es geschafft? War es für Sie selbstverständlich, es zu bewältigen? In diese Gedankenreihe gehören die Wehen. Das Schwierige akzeptieren, es schaffen müssen, es schaffen. Den Schmerz annehmen!

2. Kapitel:
Ängste loswerden - emotionale Vorbereitung

Das Selbstbild vieler Frauen beeinflusst ihre Gefühlswelt vor der Geburt. Es bewirkt, dass sich jede Frau auf ihre Mutterschaft auf eine eigene Art vorbereitet. Das ist ein großer Vorteil. Auch in Bezug auf die Wehen macht es die Vorbereitung leichter - allerdings nur, wenn die Bereitschaft besteht, das Knäuel der eigenen Gefühle zu entwirren und ehrlich mit sich zu sein.
Das Wichtigste dabei ist jedoch, den Boden unter den Füßen zu behalten. Es geht darum, auf die Wehen zuzusteuern und nicht darum, sämtliche Lebensprobleme in Angriff zu nehmen. Im besten Sinne muss sortiert werden. In einer Kommode mit mehreren Schubladen wird eine einzige Schublade aufgezogen und geordnet. Mehr sollte sich niemand vornehmen.

Ein Bericht: Auf der Suche nach dem Wehenschmerz

Eva Schmidt-Klingenberg hat ihre Ängste vor den Wehen aufgeschrieben:

> *Wenn ich darüber nachdenke, ob ich jetzt nicht doch bald mal Kinder bekommen sollte, und dabei Für und Wider abwäge, spielt der Gedanke an Wehen und Geburtsschmerzen kaum eine Rolle. Tatsächlich glaube ich, dass die meisten Frauen erst dann an die Wehen denken, wenn sie ihnen unausweichlich bevorstehen. Vielleicht liegt das daran, dass es sehr schwer ist, sich Schmerz vorzustellen. Sobald man von ihm befreit ist, verblasst auch die Erinnerung daran, wie er sich eigentlich angefühlt hat.*
> *Ich leide jeden Monat aufs Neue an grauenhaften Regelschmerzen. Ich habe derart starke Krämpfe, dass ich*

zwischenzeitlich sicher bin, dass mehr Schmerz nicht möglich ist, ohne in Ohnmacht zu fallen. Was mich davon abhält, zum Arzt zu gehen, ist, dass ich erstens die Ursache der Schmerzen kenne und zweitens weiß, sie werden ein Ende haben, denn Gott sei Dank ist dieses Drama nach ein paar Stunden vorbei. Ich habe keine Ahnung, ob Regelschmerzen ansonsten mit Geburtswehen vergleichbar sind, aber das immerhin haben sie gemeinsam: man weiß, sie werden kommen, man weiß sogar ungefähr, wann. Es ist klar, woher sie rühren und damit auch, dass sie irgendwann wieder aufhören werden. Angst einflößend finde ich Schmerzen, die plötzlich über einen kommen, deren Grund man nicht kennt, weshalb man auch nicht weiß, wann sie wieder verschwinden. Wenn das nicht zutrifft, ist es zwar immer noch ein schwer erträgliches Gefühl, starke Schmerzen zu haben, aber es ist kein Angstgefühl. Es sieht für mich so aus, als hätte man zwei Alternativen - entweder man hat Angst vor den Schmerzen, weil man weiß, dass sie auf einen zukommen - und wenn sie dann eintreten, ist die Angst vorbei. Oder aber man hat Angst, weil man plötzlich unerklärliche Schmerzen hat, von denen man bisher keine Ahnung (und deshalb auch keine Angst vor ihnen) hatte.

Ich finde letzteres wesentlich schlimmer und deshalb fürchte ich auch weniger die Schmerzen selbst, als dass ich sie möglicherweise falsch einschätzen könnte. Was mir Sorge bereitet, ist nicht, dass Wehen weh tun, sondern, dass ich mir nicht sicher bin, was das zu bedeuten hat. Ich hatte noch nie Wehen, woher soll ich also wissen, wann ich tatsächlich ins Krankenhaus muss? Sicher gibt es irgendwelche Faustregeln, aber vielleicht geht es ja ausgerechnet bei mir besonders schnell.

Nicht mehr schwanger

Das Rätseln, wann die Geburt losgeht, kann dabei seinen eigenen Sinn haben. Spätestens die Senkwehen geben das Signal, sich darauf einzustellen, dass das Schwangersein bald zu Ende ist (siehe dazu den Abschnitt 'Senkwehen' in Kapitel 7 "Die ersten Wehen"). Ob Sie sich während der Schwangerschaft gut oder schlecht gefühlt haben: Sie haben sich schwanger gefühlt. Dieses Gefühl rechtzeitig abzulegen, kann die Vorbereitung auf die Wehen erleichtern. Wer am Ende keine Lust mehr hat, schwanger zu sein, kann dieser Gefühlslage breiten Raum geben. Wer es gern noch länger wäre, kann sich einfach sagen, dass es möglich ist, wieder einmal schwanger zu werden.

Sich lösen

Klammern Sie sich nicht überlang an den Zustand des Schwangerseins - alles hat seine Zeit. Gönnen Sie sich eine Hilfestellung (auch wenn sie unrealistisch ist - aber man weiß ja nie!). Sagen Sie sich: Es muss ja für mich nicht unbedingt die letzte Schwangerschaft gewesen sein.

Die eigene Mutter

Die eigene Geburt spielt bei dem Wirrwarr an Gefühlen vor den Wehen insofern eine Rolle, als dass viele Schwangere die Beziehung zur eigenen Mutter intensiv erleben. Viele empfinden jetzt deutlicher, wie die Haltung ihrer Mutter zu ihnen war. Sie wissen plötzlich, dass sie vor der Zeit aus dem Nest geworfen wurden. Oder sie spüren, dass die Mutter aus Eigennutz nicht losgelassen hat. Diese Gefühle können es erschweren, die Wehen auf sich zukommen zu lassen. Der Gedanke an die eigene Mutter befreit nicht, sondern behindert. Die Körperlichkeit der Mutter kann schrecklich über einem schweben. Allerdings nur so lange, bis diese Gefühle weggeschoben werden können.

> Sie sind von nun an für alle Zeiten auf Augenhöhe mit Ihrer Mutter.

Dafür ist gerade die Schwangerschaft eine große Chance, denn jetzt gibt es keinen Hinderungsgrund mehr, sich gegen die Mutter zu behaupten. Keine Schwangere steht ihrer Mutter in irgendetwas nach. Damit kann die Vergangenheit unter einem veränderten Blickwinkel gesehen werden. Es besteht plötzlich die Möglichkeit, die eigene Kindheit neu zu betrachten.

Verantwortung für sich selbst

Für die Zeit nach der Geburt fühlen sich die meisten der Frauen schon während der Schwangerschaft vollgepumpt mit Gefühlen, die die Welt von ihnen erwartet. Ob sie sie haben werden, danach fragt kein Mensch, und ob sie sie überhaupt haben müssen, danach auch nicht. Diese Erwartungen beklemmen unnötig. Sie sind wie ein zu enges Korsett, das einem den Atem nimmt. In einem solchen Korsett kann keine Frau sich die Freiheit nehmen, die sie für die Wehen braucht. Frei atmen zu können, ist schließlich das Wichtigste.
Diese von außen herangetragenen Gefühle klingen oft nach Aufgaben, die über den Kopf zu bewältigen sind. „Verantwortung übernehmen für das Kind“ gehört dazu. Vor der Größe dieses Unterfangens können Gedanken nur straucheln. Dann werden daraus unbestimmte Gefühle, die immer dann mitmischen, wenn wir sie am wenigsten gebrauchen können.
Verantwortung zu übernehmen für etwas, das in der Zukunft liegt,

über das man noch gar nichts weiß, ist viel zu viel verlangt. Und es ist unnötig. Darum können Sie sich später kümmern, wenn es soweit ist. Vorerst tragen Sie die Verantwortung nur für Ihren Körper. Schieben Sie das Kind nicht vor, um es sich schwerer zu machen, und auch nicht, um es sich leichter zu machen. Sie sind dieselbe Frau wie vor der Schwangerschaft, sie haben ihr ganz individuelles Körpergefühl. Sie trinken keinen Alkohol und rauchen während der Schwangerschaft nicht, um damit auch Ihre Gesundheit zu fördern. Ihr Körpergefühl spaltet sich auch während der Wehen nicht plötzlich auf und verlässt Sie, um auf das Kind überzugehen. Ihr Körper ist die eine Sache, der des Kindes eine andere. Sie fühlen sich bei den Wehen anders als das Kind, dessen Körper schon jetzt nach seinen eigenen Gesetzen funktioniert. Während der Wehen denken viele Frauen zwar zwischendurch an das Kind, aber mit „Verantwortung übernehmen" hat das noch gar nichts zu tun.

> Lassen Sie sich während der Geburt keine Verantwortung für das Befinden des Kindes zuschieben!
> Diese Verantwortung können Sie nicht übernehmen. Wie Sie mit den Wehen umgehen, ist Ihre persönliche Entscheidung, Sie erleben sie auf die nur Ihnen eigene Art!

Rituale

Wir leben in einem Land und in einer Zeit, in der Frauen längst „ihren Mann stehen". Spätestens seit der Einführung von gemischten Schulklassen, in denen Jungen und Mädchen zusammen lernen, gibt es keine getrennten Welten mehr. Egal, ob mit oder ohne Ausbildung, ob mit oder ohne Berufstätigkeit, Frauen sind keine

Heimchen am Herd. Sie können sich in vielen Situationen behaupten.

Dazu passt es in die Gefühlslage vieler Frauen nicht, Wehen zu haben. Wer ehrlich zu sich ist, hat ein komisches Gefühl dabei, in eine unkontrollierte Situation zu geraten. Diese „Rückkehr in den Frauentrakt" wirkt wie eine Degradierung.

Vorteile, wie sie früher aus Schwangerschaft und Geburt entstanden, sind nur schemenhaft zu erkennen. Die Schonung der Schwangeren vor körperlicher Arbeit ist verständlicherweise heute kein so wichtiges Privileg mehr.

Übrig ist nur das unbestimmte Gefühl etwas zu verlieren, aber nichts durch das Durchleiden von Wehen zu gewinnen. Die Angst vor einem unglücklichen Verlauf der Geburt ist auch heute natürlich präsent. Die Medizin ermöglicht es, eventuell einen glücklichen Verlauf zu erzwingen. Eine weichere, aber auch angemessene Form dieses 'Erzwingens' sind Rituale.

Rituale sind dafür da sich zu vergewissern, dass man in einer lebendigen Tradition steht. Solche Traditionen vermitteln Sicherheit; Rituale bestätigen uns, dass wir auch in dieser Sicherheit leben. Wir müssen uns unsere eigenen Rituale schaffen. Dabei braucht keine Frau sich mit ausgefallenen Ideen zu quälen. Die meisten Frauen erinnern sich genau daran, was sie am Abend oder Tag vor dem Einsetzen der Wehen getan haben. Sie haben ein Glas Sekt getrunken. Sie haben einen Spaziergang gemacht. Sie haben Patiencen gelegt. Sie haben Fernsehen geschaut. Sie haben mit ihrem Mann gemeinsam gekocht.

Das sind schon die Rituale, die helfen, sich auf die Wehen einzustellen. Wenn Sie Ängste vor den Wehen plagen, stellen Sie sich eine kleine Vase hin und füllen Sie sie in den Tagen vor der Geburt mit frischen Blumen. Oder zünden Sie sich allabendlich eine hübsche Kerze an. Fangen Sie mit einem dicken Buch an, in dem Sie jeden Tag fünf Seiten lesen. Schaffen Sie sich ein Ritual, das Ihnen sagt: Sie bekommen bald ein Kind und wünschen sich, dass alles gut geht. Das gibt Halt.

Für die Menschen in früheren Jahrhunderten waren solche Rituale selbstverständlich.

Eva Labouvie schreibt dazu :

> *„Der Geburtsschmerz wurde zumindest dann, wenn er nicht durch widrige Umstände künstlich erzeugt worden war, keineswegs nur körperlich und psychisch empfunden und wahrgenommen, sondern in ein komplexes Bedeutungsnetz eingebunden, in welchem Vorstellungen von Geistern und Dämonen, von Verfluchungen und eigenem Fehlverhalten, von Schuld, Reinigung und Initiation ihren Platz hatten.*
> *Vor diesem Hintergrund galten präventive Rituale wie das Waschen der Kleider, die zur Geburt getragen werden sollten, in heiligen Quellen, Wallfahrten für eine „schöne" Geburt oder Opfergaben an Brunnen und vor Altären nie allein der vorzeitigen Schmerzbeeinflussung, sondern einem ganzen Komplex von Gefahren um die Geburt."*

Von vielen düsteren Deutungen sind wir heute zum Glück weit entfernt. Da die Rituale verloren gegangen sind, ist jetzt Platz für eigene Ideen. Wenn Ihnen das peinlich sein sollte: Niemand muss Ihr Ritual kennen. Das ist etwas ganz allein für Sie; es reicht, wenn Sie wissen, wofür Sie etwas tun.

Eigene Rituale!

Alles, was Sie im Leben geleistet haben, verschwindet nicht unter den Wehen. Sie sind und bleiben, was Sie vor den Wehen waren. Dessen können Sie sich vergewissern: Schaffen Sie sich Ihre eigenen Rituale, mit denen Sie das Einsetzen der Wehen begehen.

Instinkt

Ursprünglichkeit ist nichts Negatives. Es ist dennoch für den Menschen ein eigentümliches Gefühl zu spüren, wie nah er in manchen Verhaltensweisen am Tier ist.

Nehmen wir einmal an, es gäbe gewisse Gemeinsamkeiten zwischen Mensch und Tier, bei denen der Mensch tatsächlich etwas vom Tier lernen könnte. Das magische Wort dabei ist der Instinkt.

In den wichtigsten Entscheidungen leitet uns oft der Instinkt. Die negativen Folgen von Fehlentscheidungen kommen für viele Menschen nicht unerwartet. Ihr Instinkt hatte ihnen schon vor der Entscheidung gesagt, dass da etwas falsch läuft. Die Wehen sind ein Probelauf, der bewirkt, dass wir wieder Vertrauen in unsere Instinkte fassen können. Instinkte sind nichts Unmenschliches. Alle Situationen, in denen wir auf Instinkte setzen können, haben deswegen nichts mit Würdelosigkeit zu tun. Es ist ein schwieriges, selten benanntes Gefühl, doch es gibt viele Frauen, die eine Geburt für würdelos halten.

Das ist ein komplett eingeredetes Gefühl. Es entstammt häufig der eigenen Biographie, aus den Zeiten, als eine Schwangerschaft noch in weiter Ferne lag. Das beste, was man dazu sagen kann, ist, dass für Frauen, die kein Kind haben, das Thema Wehen und Geburt (wenn es sie denn interessiert) sehr fremd ist. Ansonsten sollte die Vorstellung der Würdelosigkeit zurückgedrängt werden ins Land schlechter Märchen. Fremden Bräuchen gegenüber bauen wir heute, als aufgeklärte Bürger, keine Feindlichkeit mehr auf. Wir sprechen Menschen, die anderes aus ihrem Leben machen als wir, nicht die Würde ab. Das aber geschieht, wenn eine Schwangere sich einreden lässt, Wehen seien ein Würdeverlust.

Natürlich leben wir in einer von Kinderlosigkeit geprägten Welt. Doch Mütter sollten Diskriminierungen nicht zulassen. Wehen und Geburt haben ihre eigene Würde, weil sie in der menschlichen Existenz tief verwurzelt sind, einen besonderen Sinn haben. Oder überspitzt gesagt: Der Einkaufsbummel einer Single-Frau kann schön sein, aber nicht würdevoll.

Angst vor Unbeteiligten

Viele Frauen leiden unter der Angst, dass diejenigen, die im Krankenhaus oder im Geburtshaus arbeiten, ihnen zusehen, sie stören könnten. Dass ihnen also das Gegenteil von Hilfe widerfährt. Wenn Sie diese Angst haben, können Sie eigentlich froh sein. Sie haben mit Wahrscheinlichkeit ein viel natürlicheres Gefühl als Ihre Helfer. Vielleicht würden Sie am liebsten in den Wald gehen und mit Kind zurückkommen. Doch Sie brauchen auf keinen Fall medizinische Hilfe zu fürchten. Wie unten noch ausgeführt wird (siehe Kapitel 10 "Wehenschreiber oder: Selbstbewusst in Richtung Geburt"), wirkt ein selbstbewusstes Auftreten in unseren modernen Krankenhäusern Wunder. Sie werden erstaunt sein, wie Sie in Ruhe gelassen werden. Und wie genau auch Mediziner auf Ihre Wünsche hören werden!

Angst, etwas falsch zu machen

Etwas falsch zu machen - das kann passieren. Diese 'kleine' Angst begleitet jeden unüberheblichen Menschen bei allen Dingen, bei denen er nicht fest im Sattel sitzt. Es ist eine produktive Angst, die tatsächlich hilft, Fehler zu vermeiden. Aber nur, wenn sie wirklich eine 'kleine' Angst bleibt. Sie gehört nicht in den Cocktail der Gefühle, die eine Geburt begleiten sollten.

Es klingt für uns, die wir an eine Gesellschaft der ständigen Benotung und Bewertung gewohnt sind, unglaubwürdig - doch die Wahrheit ist: Während der Wehen kann eine Frau gar keine Fehler machen.

Auf die Idee, dass die Frau, die ein Kind erwartet, nachteilig für das Kind handeln könnte, kommen nur Außenstehende. Sie sind rein auf das Ergebnis hin orientiert. Diese Sichtweise hat eine völlig verfehlte Chronologie. Sie sehen die Schwangerschaft vom Ende her. Dabei steckt im „Kind erwarten“ das „Warten“ drin.

Die gelassene Schwangere mit den gefalteten Händen auf dem Bauch ist ein Störenfried in dem Tempo, in dem wir leben. Auch die Ultraschallbilder gaukeln uns dieselbe verfehlte Chronologie vor. Ganz gereift ist das Kind erst nach neun Monaten. Ganz geboren ist das Kind erst nach den Wehen.

Und erst, wenn Sie es im Arm halten, wissen Sie wirklich, wie Ihr Kind aussieht.

Das, was die Schwangere vor der Geburt zu tun hat, ist nur, vernünftig zu sein mit dem, was sie zu sich nimmt. Emotional ist jede Schwangere ein freier Mensch, es gibt keine Vorschriften für Gefühle. Für die körperliche Gesundheit des Kindes sind die Gefühle der werdenden Mutter noch ganz gleichgültig.

> Lassen Sie sich nicht durch das am Ergebnis orientierte Denken der anderen einreden, sie könnten während der Wehen „etwas falsch machen“. Lassen Sie sich keine Gefühle aufzwingen. Für die medizinischen Notwendigkeiten gibt es Ärzte und Hebammen. Für die Wehen gibt es Sie, die Sie ohne Probleme das Richtige tun werden.

Angst zu versagen

Die Angst zu versagen ist eine logische Konsequenz aus dem Gefühlswald, um den es auf den vorigen Seiten ging. In einer Gesellschaft, in der alles als Leistung angesehen wird, ist es nur folgerichtig, dieses Schema auch auf Wehen zu übertragen.
Bei einer verlangten Leistung kann es zum Versagen kommen. Viele Frauen sprechen von Versagensängsten vor den Wehen.
Diese Art von Ängsten ist schon deswegen nicht gut, weil sie zu Verkrampfungen führt, wenn die Wehen einsetzen und eigentlich noch nicht viel Kraft kosten. Damit sperren Sie sich eventuell gegen den ganzen Wehenverlauf.

Bei Versagensängsten vor den Wehen können Sie sich folgende Fragen beantworten:

Hatte ich schon immer Angst vor unbekannten Situationen?

Wann gab es bei mir eine völlige Blockade?

Wie lange habe ich mich über einen Blackout geärgert?

Welche Ereignisse lösen Stress bei mir aus?

Wie verhalte ich mich diesen Ereignissen gegenüber?

Zu welchem Zeitpunkt verliere ich die Nerven?

In welchen Situationen habe ich die Nerven bewahrt?

Was für Tricks habe ich, um aus schwierigen Situationen herauszukommen?

Wie erlebe ich die Erleichterung nach dem Stress?

Die Antworten auf diese Fragen können Ihnen helfen, Ihre Reaktionen auf die ersten Wehen vorauszusehen. Wenn Sie die ersten Wehen bewältigen, obwohl Sie unter Versagensängsten leiden, ist für Sie schon sehr viel erreicht. Die Weichen für die weitere Geburt sind damit schon gut gestellt.

Sollten sich die Versagensängste dennoch hartnäckig halten, führen Sie sich noch einmal Folgendes vor Augen:
Sie können nicht versagen bei den Wehen. Die Wehen sind keine Leistung, bei der es ein Versagen gibt. Entknoten Sie das Bündel Gefühle, das Ihnen Versagensängste auflädt.
Wozu im Leben haben Sie sich zwingen lassen? Von wem? Wenn Sie diese Fragen beantwortet haben, werden Sie wissen, dass Sie zur Schwangerschaft niemand gezwungen hat. Und dass Sie längst über diejenigen triumphieren, die Sie je zu etwas gezwungen haben.

> Lassen Sie sich nicht in Versagensängste drängen! Wenden Sie sich mindestens für die Zeit der Schwangerschaft von denjenigen ab, die bei Ihnen Versagensängste hervorrufen.

Angst vor Kontrollverlust

Die Angst vor Kontrollverlust bereitet dem modernen Menschen erhebliche Probleme. Wir kennen Konrollverlust nur auf der Ebene des Amoklaufes. Kontrollverlust hat keine schöne Seite mehr.
Dabei sind wir umgeben von vielen Annehmlichkeiten, die im Spannungsfeld von Kreativität und Kontrollverlust entstanden sind. Kreativ sein kann nur derjenige, der zu gewissen Zeiten an gewissen Orten auf Kontrolle über sich verzichtet. Je weiter sich das eigene Leben von Kreativität entfernt hat, desto größer wird die Angst vor dem Kontrollverlust. Hier zeigt sich, dass Gebären keine Strafe, sondern ein Gewinn ist.

Es gibt keinen Kontrollverlust!

Wenn Sie überzeugt sind, dass Gebären auch ein Gewinn sein kann, haben sie jetzt sozusagen einen Kanal zwischen ihre Ängste gelegt, der ein Abfließen ermöglicht. Ist das geschafft, wird Ihnen vielleicht deutlich: Es wird bei Ihnen gar keinen Kontrollverlust während der Wehen geben! Kontrollverlust gehört einfach nicht zwingend zu Geburten dazu.

> Versuchen Sie, die Fähigkeit zu gebären nicht zu überschätzen und nicht zu unterschätzen. Versuchen Sie den Überblick zu bewahren, indem Sie eine Tabelle anfertigen, die rechts den besten Fall, links den schlechtesten Fall dessen, was während der Wehen passieren kann, auflistet.

Sich auf die eigene Stärke verlassen

Das Bild der „starken Frau“ ist heutzutage nicht von Müttern geprägt. Mütter erdulden allenfalls eine abhängige Lebenslage, aber mit der modernen, selbstbewussten „starken Frau“ haben sie nichts gemein. Es ist nicht leicht, ein Gegenbild zu finden, indem das Muttersein differenziert dargestellt wird. Die beliebten Frauenbiographien unterliegen fast alle der jetzigen Mode, die bestimmte Vorstellungen von weiblicher Stärke hat. Und die Frauen, die angeblich alles auf einmal bewältigen, ohne einen Preis zu zahlen, sind keine realistischen Leitbilder.
Insofern sind werdende Mütter damit allein gelassen, nach ihren Stärken zu fahnden. Resonanz von außen können sie bei dieser Suche nicht erwarten. So sind sie zurückgeworfen auf sich. Die eigene Stärke kann sich durchaus erst während der Wehen zeigen. Wer das bei sich für möglich hält, kann die Angst gelassener bekämpfen.

3. Kapitel: Der eigene Weg - Entspannungsübungen

Entspannung findet jede Frau unterschiedlich. Vor der spezifischen Entspannung für Schwangere steht die 'ganz normale', die Sie schon aus Ihrem ganzen Leben kennen. Wobei entspannen Sie sich? Bei einer Tasse Kaffee? Trinken Sie sie! Beim Lesen der Zeitung? Nehmen Sie sich die Zeit! Beim Arbeiten? Arbeiten Sie auch mit dickem Bauch! Beim Baden? Kein Bauch ist dick genug, um nicht in der Badeanstalt eine gute Figur zu machen! Beim Musikhören? Legen Sie Ihre Lieblingsmusik auf!

Die Grundlage jeder Entspannung

Während der Entspannungsübungen können Sie vor allem üben, wie selbstbewusst Sie durch die Geburt kommen. Suchen Sie sich aus, was Ihnen persönlich liegt. Wenn Sie gar keine Übungen machen möchten, ist auch das genau das Richtige für Sie. Ihre Ängste können Sie bei den Übungen bekämpfen. Es gibt eine Unmenge an Gymnastik-, Atem-, Konzentrationsübungen. Einige gute Übungen finden sich im folgenden.

> Lassen Sie sich durch nichts von ihrer gewohnten Entspannung abbringen!

Entspannungsübungen

Zwei sehr gute Entspannungsübungen seien hier empfohlen:

Übung 1
Diese Übung ist deswegen so entspannend, weil Sie einen freien Blick haben und Ihr Körper durch nichts eingezwängt ist. Füße und Beckenboden sind, anders als den ganzen Tag über, entlastet, sie sind befreit von jeglicher Anstrengung. Kein Körperteil wird strapaziert oder steht unter Druck - wie Sie selber. Dennoch unterscheidet sich diese Übung von der Schlafhaltung, weil die Füße erhöht liegen. Das Ziel ist es, in einen Zustand angenehmer Ruhe zu geraten.

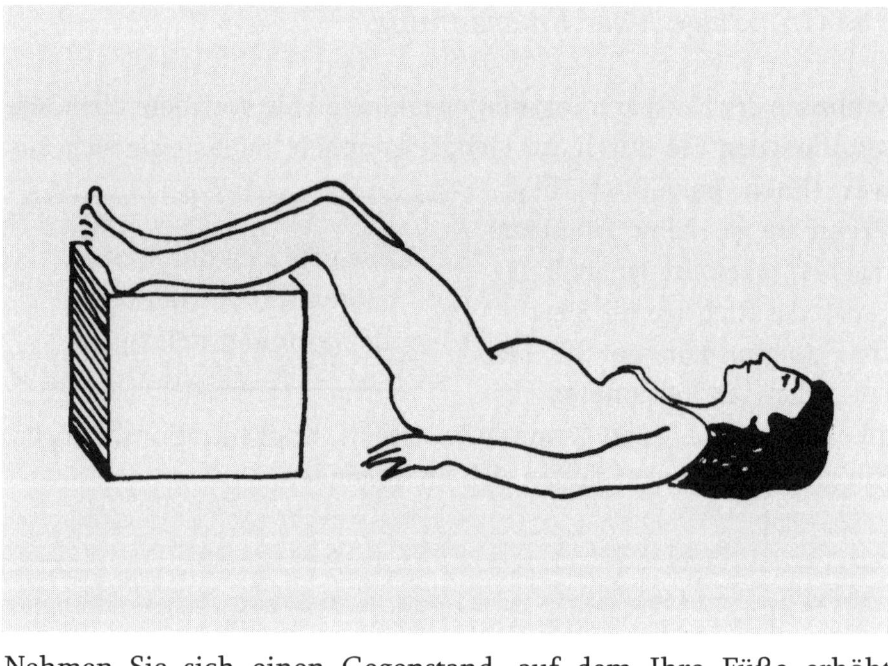

Nehmen Sie sich einen Gegenstand, auf dem Ihre Füße erhöht liegen, z.B. einen Hocker, einen Stuhl, einen Schaumstoffsitz. Legen Sie sich auf den Boden und heben Sie ein Bein nach dem anderen auf die vorher passend hingestellte Erhöhung. Die Unterschenkel müssen auf der erhöhten Fläche gut zum Liegen kommen.

Schieben Sie sich ein Kissen unter das Becken, so dass Ihr Becken weich und etwas höher gelagert ist.
Liegen Sie ganz ruhig. Atmen Sie langsam und ruhig. Spüren Sie der Atmung nach und lassen Sie sie ruhig fließen.

Übung 2
Diese Übung ist ein Spiegel der Geborgenheit für Sie und Ihr Kind. Man fühlt sich wie eine Schildkröte, die sich in ihren Panzer zurückzieht. Durch diese Haltung, die Geschütztsein ausstrahlt, dringt das innere Bedürfnis nach außen.

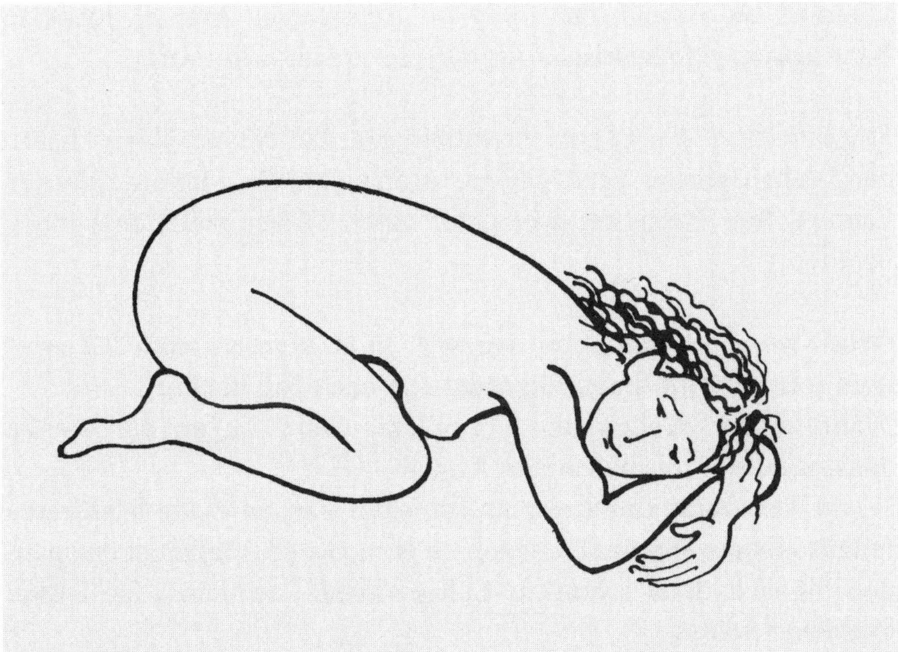

Nehmen Sie sich zwei schöne weiche Unterlagen.
Setzen Sie sich im Fersensitz auf eine der Unterlagen.
Beugen Sie den Rumpf langsam vor. Legen Sie Kopf und Arme auf die andere weiche Unterlage.
Liegen Sie ganz ruhig. Atmen Sie langsam und ruhig. Spüren Sie der Atmung nach und lassen Sie sie ruhig fließen.

Seien Sie nicht überrascht, wenn Sie mit den meisten Übungen während der Wehen nichts anfangen können. Es sind nur einige wenige, die Ihnen helfen werden. Sie spüren bei den Wehen selber, welche der Übungen dann für Sie geeignet ist.

Atemübungen

Das Wichtigste während der Wehen ist das Atmen. Später (siehe Kapitel 14 "Durchstehen ohne medizinische Hilfsmittel") wird deutlich, warum. Aber natürlich ist eine gute Atmung auch während der Schwangerschaft ein gutes Mittel gegen Angst. Wer Angst hat, atmet schneller als jemand, der ruhig ist. Eine ruhige Atmung führt zu Beruhigung, eine hektische Atmung zu immer mehr Angst.

Es gibt sehr viele sehr gute Atemübungen. Für die einzelnen Phasen der Wehen gibt es verschiedene Atemtechniken, die Sie erlernen können. Ihre Hebamme hält dafür einen Fächer voller Atmungen bereit.

Selbst, wenn Sie sich unter den Wehen an keine Atemübung erinnern sollten, wird Ihnen folgendes auf jeden Fall helfen:
Während der Wehen und vor allem, wenn Sie an die Wehen denken, hilft nur ganz ruhiges Atmen.
Wenn Nervosität und Stress am stärksten sind, ist es am leichtesten festzustellen, wie geübt Sie schon im Atmen sind. Vielleicht entspannen Sie sich dann schon zu Gelegenheiten, zu denen Sie früher explodiert wären.

Stellen Sie sich kerzengerade hin. Atmen Sie langsam und sehr tief ein und ganz langsam wieder aus. Es kann eventuell eine große Hilfe sein, wenn sich Ihr Partner neben sie stellt und mit ruhiger langsamer Handbewegung Ihre Atmung 'nachzeichnet'. Sie können dann auf die Hand schauen und mit der Bewegung mitatmen.

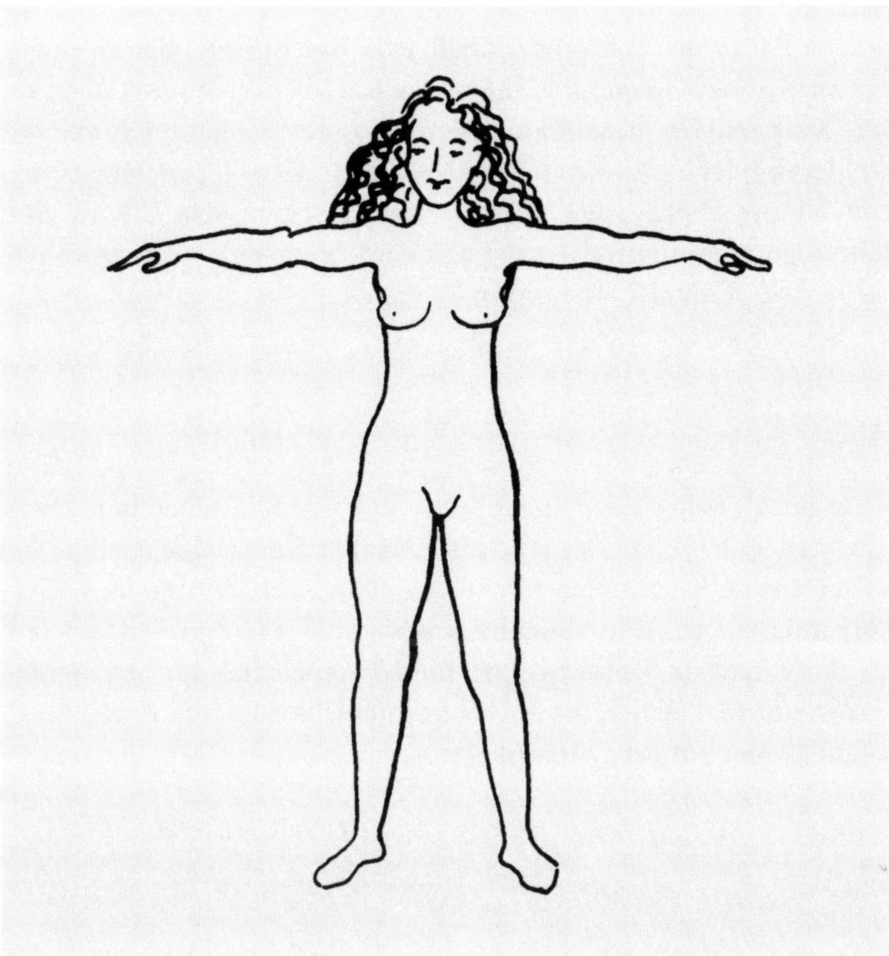

Dieses Atmen kann Sie durch die Wehen (außer durch die Presswehen) tragen.
Üben Sie es besonders zu Zeiten, in denen Sie beim besten Willen eigentlich nicht an ihre Atmung denken können.

Zwischen den Presswehen benötigen Sie eine ganz flache Atmung. Kein Atemzug kommt aus der Tiefe. Das brauchen Sie nicht zu üben (siehe dazu Kapitel 17 "Presswehen").

Es klingt eigentümlich, aber eine enorme Erleichterung während der Wehen können Sie sich verschaffen, wenn Sie zum Schmerz hinatmen.
Nutzen Sie in der Schwangerschaft jede Beschwerde, um zu üben, wie Sie Schmerz loswerden, indem Sie ihn lokalisieren und dann zu der Körperstelle hinatmen. Wenn es ein Geheimnis aktiver Minderung des Wehenschmerzes gibt, dann ist es dieses Hinatmen. Zur Übung dient jedes Ziehen und Zucken, das Sie in der Schwangerschaft umtreibt, und natürlich besonders die Senkwehen (siehe dazu Kapitel 7 "Die ersten Wehen").

Gymnastik

Ganz gemäß dem Ansatz, den dieses Buch verfolgt, sollen hier keine Übungen empfohlen werden, die einzelne Körperteile trainieren. Solche lernen Sie ohnehin in einem Geburtsvorbereitungskurs. Den Körper als Ganzes wahrzunehmen, bringt nicht nur großen Gewinn bei der mentalen Vorbereitung, sondern auch bei der physischen Vorbereitung. Machen Sie auch hier nur Übungen, die Ihnen Spaß machen. Hier ein paar Vorschläge:

Übung 1

Knien Sie sich im Fersensitz auf eine Decke oder Turnmatte (Bild 1). Beugen Sie sich vor und stützen Sie beide Arme nach vorn (Bild 2). Atmen Sie mehrmals tief ein und wieder aus. Richten Sie sich kurz auf, um zum Fersensitz zurückzukehren (Bild 3). Stützen Sie dann wieder die Arme nach vorn, atmen Sie (Bild 4).

Bild 1

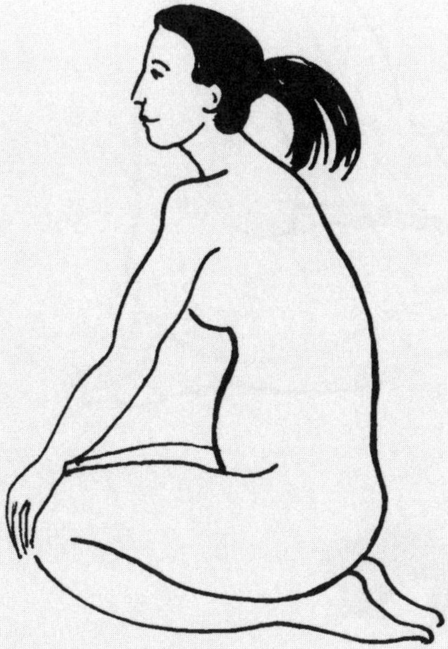

Bild 2

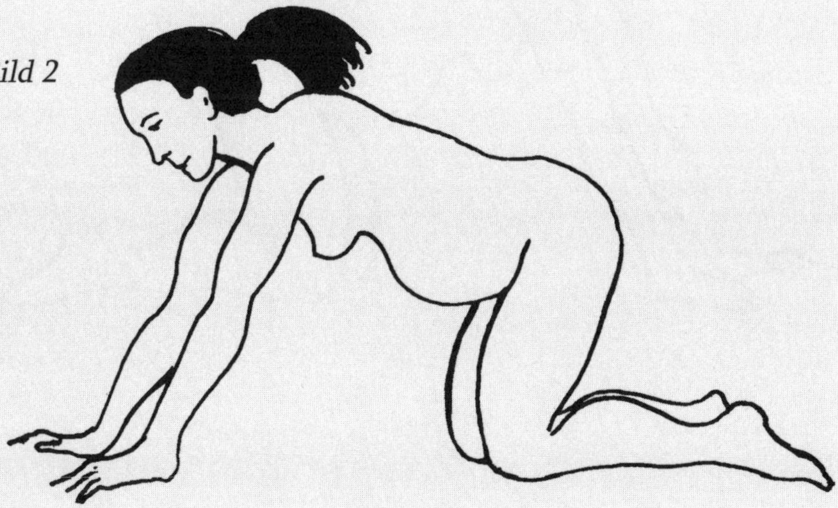

Bild 3

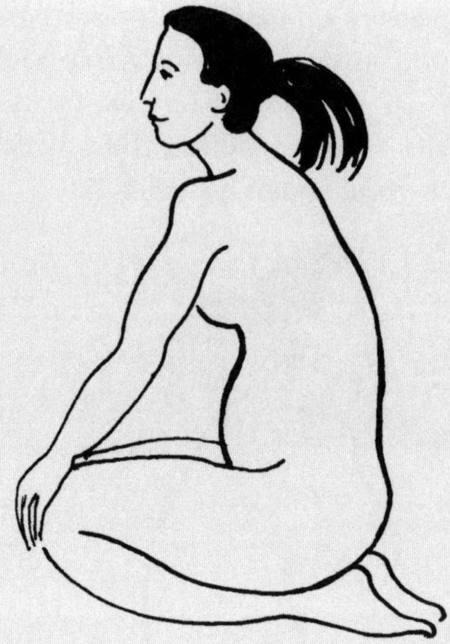

Bild 4

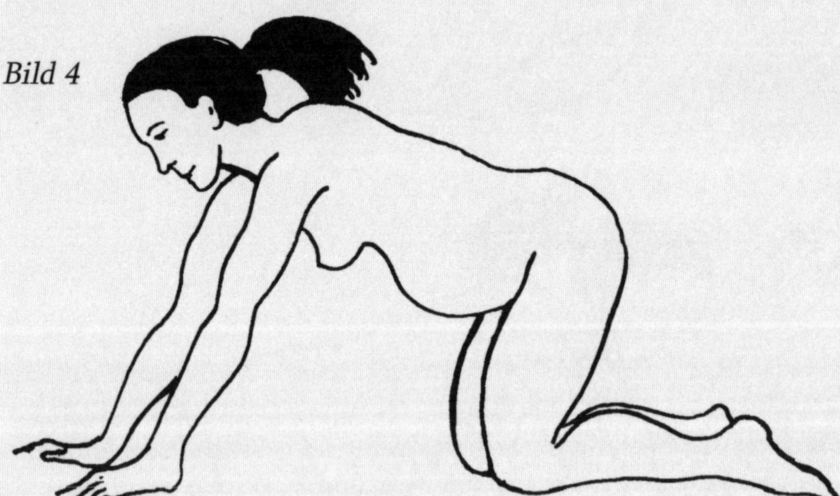

Übung 2

Legen Sie sich auf eine Decke oder Turnmatte. Stellen Sie die Unterschenkel auf. Heben Sie das Becken langsam an. Spüren Sie der Spannung im Beckenboden nach.

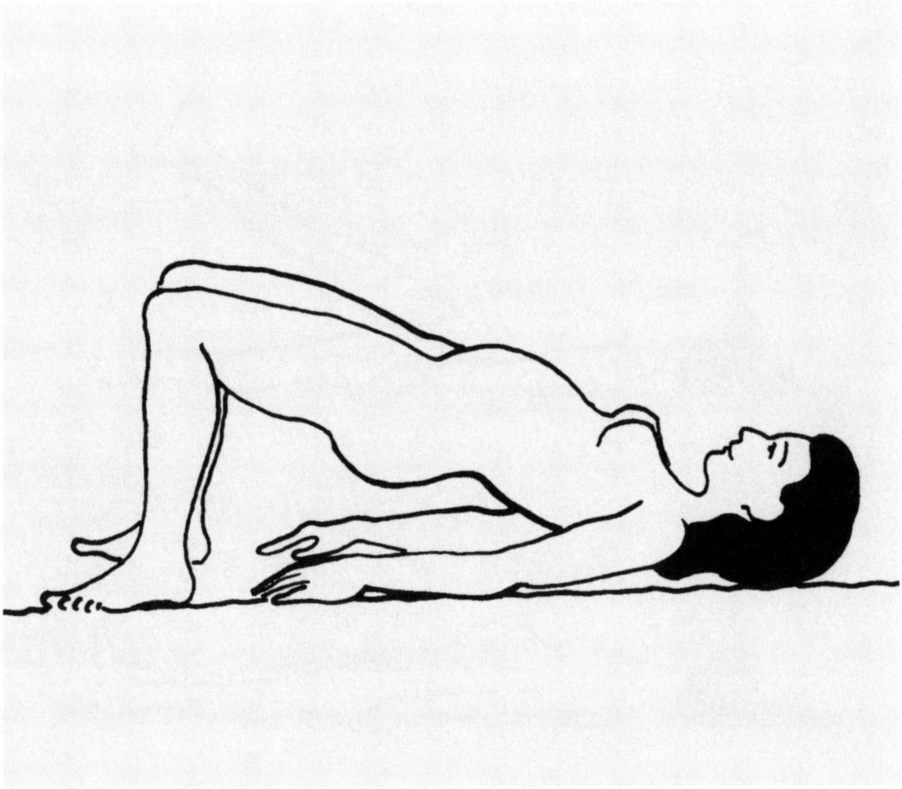

Übung 3

Legen Sie sich auf eine Decke oder Turnmatte. Strecken Sie Arme und Beine aus. Heben Sie erst das Becken und dann langsam das linke Bein. Lassen Sie Rücken und Becken zurück auf den Boden heruntergleiten. Heben Sie dann das Becken wieder und anschließend langsam das rechte Bein.

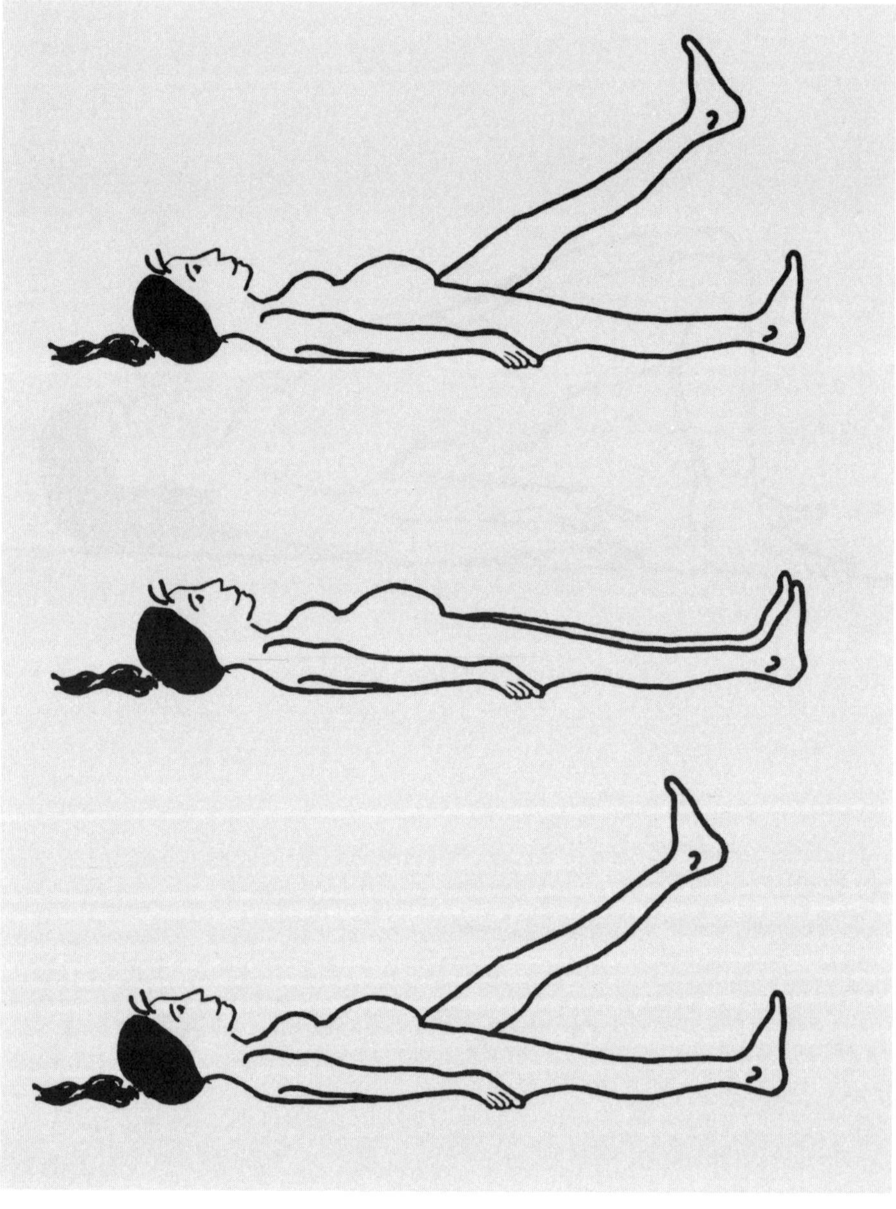

Übung 4

Legen Sie eine Unterlage nah an eine Wand. Heben Sie die Beine und stellen Sie sie gegen die Wand. Grätschen Sie die Beine.

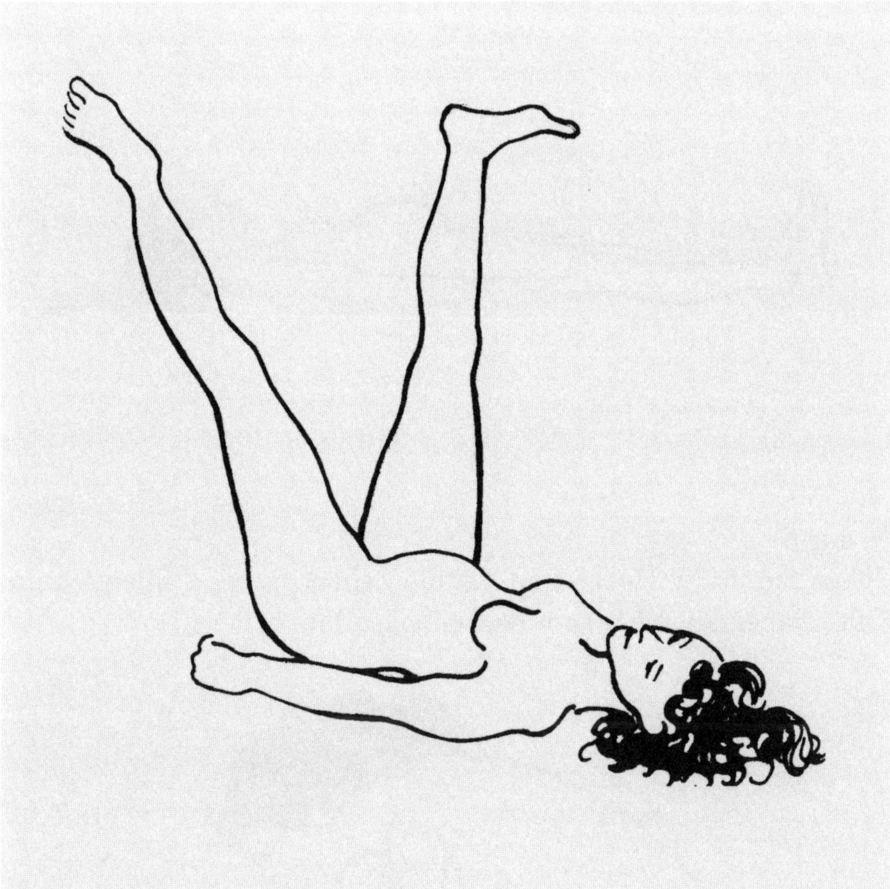

Übung 5

Legen Sie sich auf eine Decke oder eine Turnmatte. Strecken Sie Arme und Beine aus. Drücken Sie das Kreuz mit Kraft gegen den Boden. Lassen Sie dann wieder locker und atmen Sie ein.

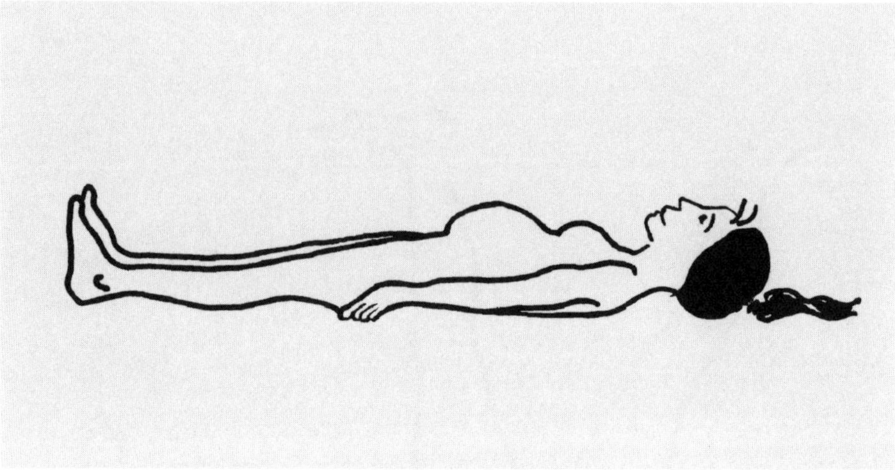

Übung 6

Gehen Sie in die Hocke und auf die Zehenspitzen. Öffnen Sie die Knie. Atmen Sie ruhig zum Beckenboden hin.

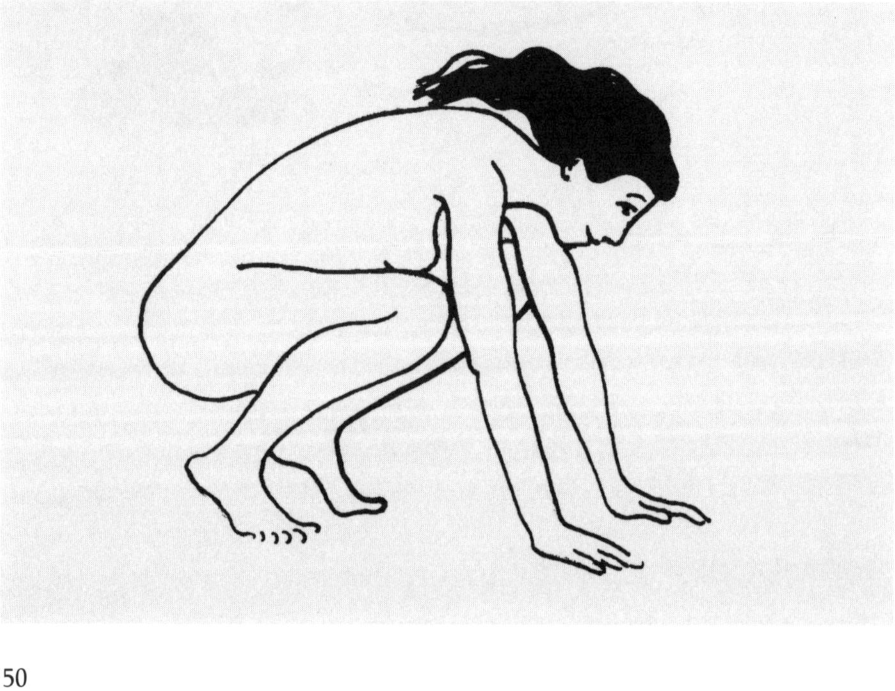

Übung 7
Legen Sie ein Kissen nah an eine Wand. Setzen Sie sich auf das Kissen. Nehmen Sie sich ein zusammengerolltes Handtuch und schieben Sie es zwischen Wand und Rücken in Höhe der Taille. Stützen Sie jetzt die Hände rechts und links vom Kissen auf. Schieben Sie Ihren Oberkörper mit den Armen leicht nach oben. Verharren Sie kurz in dieser Position und lassen Sie sich dann wieder sinken.

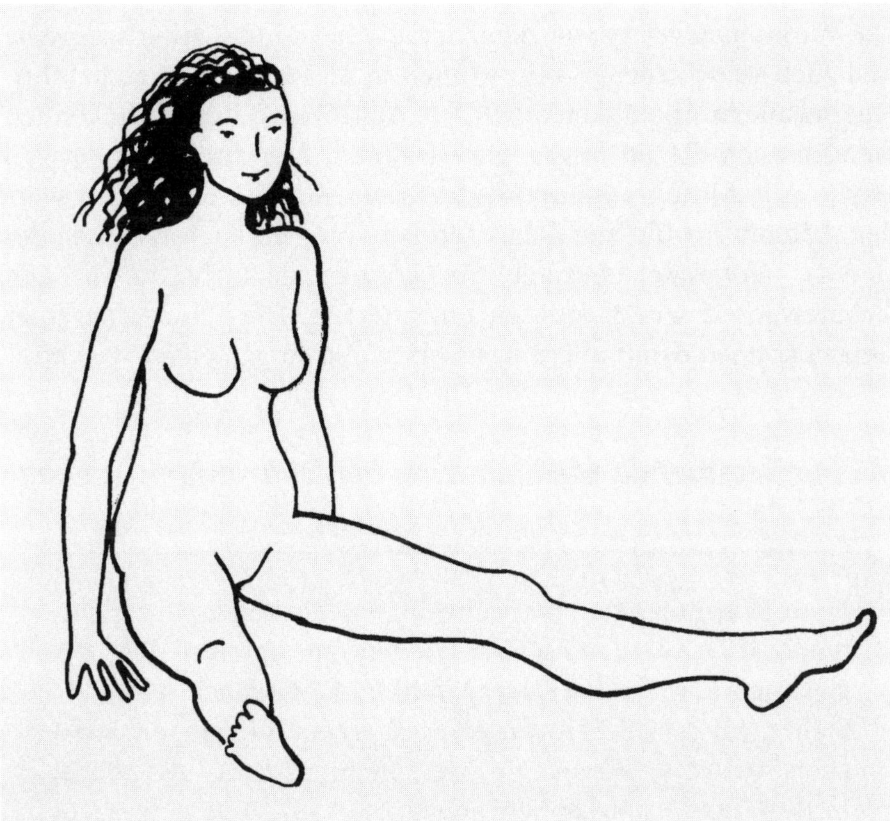

Machen Sie sich Musik zu diesen Übungen an! Und fragen Sie Ihren Partner, ob er nicht mitmachen will. Es gibt keinen Mann auf der Welt, dem ein bisschen Gymnastik schaden könnte.

4. Kapitel: Natürliche Mittel aus der Apotheke

Es gibt eine Reihe von Möglichkeiten, auch mit natürlichen Mitteln die Wehentätigkeit zu beeinflussen. Grundsätzlich wird zwischen wehenhemmenden und wehenauslösenden Mitteln oder Mitteln zur Schmerzlinderung und zur Beruhigung unterschieden.

Die Wirkungen geeigneter homöopathischer Mittel, ätherischer Öle und auch verschiedener Tees werden in diesem Kapitel ausgeführt. Sie sind alle in Apotheken erhältlich. Auf Ihren Wunsch hin können Sie sich auch die im folgenden erwähnten Mischungen anfertigen lassen. Alle Mittel, Tees und Badezusätze, die hier empfohlen werden, können sowohl zur Geburtsvorbereitung als auch während der Geburt verwendet werden. Sie können dazu beitragen, den Geburtsverlauf sehr positiv zu unterstützen. Die Schmerzen einer Geburt können damit allerdings nicht völlig ausgeblendet werden.

Wehenhemmende Medikamente bei frühzeitigen Wehen

Erste Warnhinweise für frühzeitige Wehen können anhaltende Kreuzschmerzen, ein Ziehen im unteren Teil der Gebärmutter oder ein Druckgefühl im Unterbauch sein.
Sollten vor der 37. Schwangerschaftswoche Wehen, die zwischen 30 und 60 Sekunden dauern, mehr als zwei- bis dreimal in der Stunde spürbar sein muss sofort ein Arzt aufgesucht werden.

Echte Frühgeburtswehen können nur mit einer medikamentösen Infusionstherapie mit wehenhemmenden Mitteln, sogenannten Fenoterolpräparaten, aufgehalten werden. Die Infusion dieser Wehenhemmer ist allerdings umstritten, da vor allem die Nebenwirkungen für die Mutter, aber auch für das Kind nicht ganz unerheblich sind. Diese Mittel haben starken Einfluss auf das Herz-Kreislauf-System. So kann der Blutdruck der Mutter rapide sinken oder es können Herzklopfen bzw. Herzrasen auftreten. Die Folge sind Kreislaufschwierigkeiten, die sich durch Schwitzen und Zittern äußern. Wehenhemmer können nach der Geburt dazu führen, dass der Blutzuckerspiegel des Kindes niedrig ist.
Der Sinn von diesen Wehenhemmern ist nach neueren Erkenntnissen erheblich in Zweifel zu ziehen. Im Sommer 1992 veröffentlichte Studien konnten zeigen, dass mit diesen Mitteln meist nur ein Aufschub der Wehentätigkeit von 48 Stunden erreicht wurde. Letztlich war die Frühgeburtenrate nicht größer, wenn auf den Einsatz von Wehenhemmern verzichtet wurde.
Wehenhemmende Mittel sind daher nur nach strenger Indikation geeignet, wenn es dem Baby während der Geburt schlecht geht, die Gebärmutter zu reißen droht oder bei einem Wehensturm die Zeit überbrückt werden muss, bis operative Maßnahmen möglich sind.

Homöopathische Mittel

Eine der wichtigsten naturheilkundlichen Methoden, den Geburtsverlauf positiv zu unterstützen, bietet der Einsatz homöopathischer Arzneimittel. Hierbei gilt der Leitsatz Samuel Hahnemanns, des Begründers der klassischen Homöopathie: Simila similibus curentur – „Ähnliches werde durch Ähnliches geheilt". Hahnemann hat 1810 mit seinem Buch "Organon der rationellen Heilkunde" die Grundlage zu seiner neuen Arzneiheilkunde geschaffen. Der Hygieniker, Psychiater und Pharmazeut hat sich von den zu seiner Zeit üblichen Vielgemischen abgewendet und die Wirkungsweise von einzelnen Mitteln hervorgehoben.

Generationen von GeburtshelferInnen, PharmazeutInnen und vielen Frauen konnten das Wissen Hahnemanns seither nutzen und ergänzen.

Grundlegend für den geburtsmedizinischen Bereich ist es, bei der Auswahl homöopathischer Arzneimittel die Frau in ihrer Ganzheit, d.h. in ihren Wehen, im Geburtsverlauf und in ihrem Verhalten unter der Geburt zu sehen.
Es wird entsprechend des Leitsatzes schließlich jenes Mittel gewählt, das der Frau am besten entspricht (Simile-Regel). Dadurch wird eine Art Selbsthilfemechanismus des Körpers in Gang gesetzt, der den Menschen harmonisiert und in sein inneres Gleichgewicht zurückbringt. Die Schmerzen werden gelindert und von den Gebärenden oft als schwächer empfunden.

Wirken homöopathische Arzneimittel tatsächlich?

Es gibt einige Untersuchungen, die den wirkungsvollen Effekt einer Anwendung homöopathischer Arzneien in der Schwangerschaft und unter der Geburt, aber auch im Wochenbett und bei Neugeborenen bestätigen.

Gerade für die gebärende Frau kann der Grundansatz der Homöopathie (der Begriff kommt aus dem Griechischen und ist aus 'homoios' - 'gleich' und 'pathos' - 'Leiden, Krankheit' zusammengesetzt) einige Hilfe bringen.

Vor allem ist bei entsprechender Einnahme vor der Geburt eine durchschnittlich kürzere Geburtsdauer zu erwarten, nicht zuletzt durch die entspannende Wirkung homöopathischer Präparate auf den Muttermund.

So hilft die Homöopathie:

Bei der Geburtsvorbereitung:

Die Vorbereitung auf die Geburt wird ab der 36. Schwangerschaftswoche begonnen, etwa 4 Wochen vor Einsetzen der Senkwehen. Ziel der Therapie ist es, eine Durchblutungssteigerung im kleinen Becken und eine Verbesserung der Entspannung der Muskulatur zu erreichen. Mit diesem Effekt kommen auf diese Art behandelte Frauen bereits mit einem weicheren und verkürzten Muttermund zur Geburt.

Bei der Geburt:

Die Anwendung von Homöopathie unter der Geburt dient der Geburtserleichterung durch eine entspannende Wirkung auf den Muttermund bei gleichzeitiger Förderung der Wehentätigkeit. Erfahrungsgemäß wird die Therapie in 30-minütigen Intervallen verabreicht. Mit dieser Behandlung konnte eine Verkürzung der Geburtsdauer um durchschnittlich zwei Stunden erreicht werden.

Häufig angewendete homöopathische Mittel und deren Potenzen

Häufig verwendet werden sowohl zur Geburtsvorbereitung als auch zur Geburt vor allem Caulophyllum (D4) und Pulsatilla (D6), Gelsemium (D4) oder Belladonna (D6).
Caulophyllum thalictroides, die Frauenwurzel, ist ein bewährtes Mittel der Indianerinnen. Als homöopathisch potenziertes Arzneimittel kann die Frauenwurzel gezielt eingesetzt werden:

- bei einem am Geburtstermin unreifen Muttermundsbefund
- bei dem der Gebärmutterhals noch fast erhalten und rigid (derb) ist, also zur Zervixreifung
- bei falscher Wehentätigkeit, wobei die Wehen noch zu schwach und erfolglos sind
- bei einem Fruchtwasserabgang ohne Wehentätigkeit

Pulsatilla, die Kuh- oder Küchenschelle, hat sich bereits bei folgenden Symptomen gut bewährt:

- bei Müdigkeit und Schwäche, bei niedrigem Blutdruck und bei Obstipation (Verstopfung) in der Spätschwangerschaft sowie zur Geburtsvorbereitung ab der 37. Schwangerschaftswoche
- unter der Geburt wird Pulsatilla eine wehenunterstützende Wirkung zugeschrieben

Gelsemium und Belladonna spielen ebenfalls primär zur Unterstützung der Wehentätigkeit eine Rolle.

Auswahl und Dosierung homöopathischer Präparate

Die Auswahl und Dosierung homöopathischer Präparate sollte nur von ausgebildeten Hebammen, ÄrztInnen oder HeilpraktikerInnen vorgenommen werden, da sie sich nach der entsprechenden Konstitution der Frau richten. Grundsätzlich sind diese Mittel in ihrer Wirkung auf die werdende Mutter und das Kind unbedenklich.

Ätherische Öle und Aromatherapie

Eine weitere Möglichkeit, den Geburtsverlauf positiv zu beeinflussen, liegt in der Aromatherapie. Der Begriff Aromatherapie bedeutet soviel wie „Heilbehandlung mit Duft oder Wohlgeruch". Der Duft einer Pflanze ist nichts weiter als ihr ätherisches Öl beziehungsweise ihre Essenz, die auch als Lebenskraft oder 'Seele der Pflanze' be-zeichnet wird und nur in sehr geringen Mengen vorkommt.

Die Aromatherapie ist eine sehr alte Heilmethode. Die ältesten geschichtlichen Zeugnisse stammen bereits aus der Zeit um 2000 vor Christus. In der Bibel finden sich Berichte über die vielfältige Verwendung von Pflanzen. In Ägypten war beispielsweise der Gebrauch von Pflanzenölen weit verbreitet und auch die Griechen und Römer kannten und schätzten sie.

Ätherische Öle dringen durch die Haut ein und verteilen sich über die Blut- und Lymphbahnen und können so ihre jeweiligen Wirkungen entfalten. Es gibt mehrere Methoden ätherische Öle in die Blutbahn zu bringen: Man kann sie oral einnehmen, dem Badewasser zusetzten, sie inhalieren, sich Kompressen auflegen oder zur Massage verwenden.

Ätherische Öle sind hochkonzentriert. Unverdünnt ist ihr Aroma zu stark, um noch angenehm zu wirken. Wesentlich ist also die richtige Verdünnung, um den ursprünglichen Duft der Pflanze zu erhalten. Außerdem können manche ätherische Öle bei zu hoher Konzentration das Gegenteil der erwünschten Wirkung hervorrufen. Der Geruch der Essenzen sollte auf jeden Fall angenehm sein.

Häufig eingesetzte ätherische Öle

Die Aromatherapie kann schon während der Geburtsvorbereitung zur Raumbeduftung oder als Massageöl eingesetzt werden, um eine angenehme, positive Atmosphäre zu schaffen. Während der Geburt sollten überwiegend Aromen zur Entspannung, zum psychischen Ausgleich und zur Wehenanregung eingesetzt werden. Grundsätzlich gilt es, nur solche Aromen zu verwenden, die als angenehm empfunden werden.
Ruhebringende Aromen sind zum Beispiel Lavendel, Rose oder Jasmin, die zur Massage oder als Badezusatz Verwendung finden. Ein paar Tropfen des jeweiligen Öls lassen sich gut mit einem Becher Sahne oder Honig mischen und können als Badezusatz verwendet werden. Als Basisöle zur Massage bieten sich Jojobaöl, Mandelöl, Olivenöl oder Sonnenblumenöl an, denen jeweils einige wenige Tropfen des ätherischen Öls zugefügt werden können.
Majoran, Geranie und Rosenholz wirken krampflösend und wärmend. Insbesondere Majoran hat eine angenehme krampflösende Wirkung auf die Uterusmuskulatur. Im seelischen Wirkungsbereich wird Majoran eine stabilisierende Wirkung bei emotionalen Ausnahmezuständen zugeschrieben.
Eine wehenanregende Wirkung haben dagegen Ingwer, Eisenkraut und Rosmarin. Rosmarinöl darf aufgrund seiner anregenden und blutdrucksteigernden Wirkung nicht vor der 37. Schwangerschaftswoche und bei Frauen mit Krampfneigung eingesetzt werden.

Ausgleichende Aromen machen eine gute und entspannte Stimmung. Dazu zählen vor allem Zitrusdüfte, die den Kopf frei machen und harmonisierend wirken. Für die Anwendung während der Geburt empfehlen sich Duftlampen oder Duftsteine.

Anwendung von Tees

Neben homöopathischen Mitteln und ätherischen Ölen können ebenso Tees (im Apothekerdeutsch: Teedrogen) oder Mischungen zur Geburtsvorbereitung unterstützend angewendet werden, um eine positive Wirkung auf den allgemeinen Gesundheitszustand zu erzielen und damit zu einem normalen Geburtsverlauf beizutragen.

Beruhigungs- und krampflösender Tee

Im naturheilkundlichen Bereich bieten sich Möglichkeiten zur Behandlung leichter Wehen an, wie beispielsweise eine Teemischung, bestehend aus Baldrian, Hopfen, Johanniskraut, Majoran, Melisse und Thymian, die zweimal täglich getrunken werden kann. Dieser Tee hat eine beruhigende, aber vor allem auch eine krampflösende Wirkung.

Himbeerblättertee

Ab der 34. Schwangerschaftswoche empfiehlt sich der regelmäßige Genuss von Himbeerblättertee. Die Wirkungsweise von Himbeerblättern ist zwar bisher wissenschaftlich nicht bewiesen, stützt sich aber auf Erfahrungswerte von Hebammen.

Himbeerblätter lockern die Muskulatur des kleinen Beckens stark auf. Außerdem ist bekannt, dass Himbeerblätter auf die glatte Muskulatur des Darms eine entgiftende und entschlackende Wirkung haben. Das bedeutet, dass Stoffwechselprozesse über den Darm angeregt werden und die entschlackende Wirkung dazu beiträgt, den Körper gesund und widerstandsfähig zu machen.

Eine regelmäßige Darmtätigkeit bedeutet zudem eine gute Darmperistaltik, das heißt eine gut funktionierende Darmbewegung, die zum einen für die Durchmischung und zum anderen für das Vorantreiben des Darminhaltes sorgt. Da der Darm direkt an der Gebärmutterwand entlang verläuft, wird die Uterusmuskulatur ständig angeregt, aktiv zu sein. Aus diesem Grund wird den Himbeerblättern eine wehenfördernde Wirkung zu geschrieben.

Ab der 34. Schwangerschaftswoche kann man täglich etwa drei bis vier Tassen Himbeerblättertee trinken. Zwei Teelöffel werden mit kochendem Wasser übergossen und nach 5 Minuten durch ein Teesieb gegeben.

Leinsamen

Auch Leinsamen hat eine gute Wirkung auf die Darmschleimhaut. Zudem ergibt sich eine schleimfördernde Wirkung im Bereich der Scheidenschleimhäute. Bei regelmäßiger Einnahme von frisch geschrotetem Leinsamen tritt eine vermehrte Scheidenschleimproduktion auf, der eine geburtsfördernde Wirkung zugeschrieben wird. Die ebenfalls darmregulierende Wirkung hat denselben Effekt auf die Uterusmuskulatur wie Himbeerblätter. Durch die verstärkte Peristaltik wird die Gebärmuttermuskulatur mit angeregt.

Bei der Verwendung von geschrotetem Leinsamen ist darauf zu achten, ausreichend Flüssigkeit zu sich zu nehmen, da es sonst zu Verstopfung kommen kann. Zwei bis drei Esslöffel geschroteter Leinsamen können täglich mit jeweils 150 ml Flüssigkeit zu den Mahlzeiten eingenommen werden.

Heublumendampfsitzbäder

Ab der 38. Schwangerschaftswoche eignen sich auch Heublumendampfsitzbäder als geburtsvorbereitende Maßnahme. Sie helfen, das Gewebe weich und geschmeidig werden zu lassen. Dies bietet sich vor allem bei Erstgebärenden an, da die Beckenbodenmuskulatur meist noch sehr fest ist. Die Anwendung von Heublumen wird von Hebammen traditionell bei unregelmäßiger oder leichter Wehentätigkeit empfohlen.
Die Verwendung von Heublumen ist vielfältig: Entweder als Trockenanwendung in Form eines Heublumensäckchens, als heißes Bad oder auch in Form eines Teeaufgusses können sie entkrampfend und wehenregulierend wirken. Heuschnupfenallergikerinnen sollten allerdings bedenken, dass ein Dampfbad auch zu einem Allergieauslöser werden kann. Ein Heublumendampfsitzbad kann ab der 38. Schwangerschaftswoche einmal wöchentlich genommen werden, ab dem errechneten Geburtstermin sogar je nach Wunsch. Die Anwendung bei Wehenbeginn führt dazu, dass der Beckenboden weich und nachgiebig wird. Vorsichtig sollten allerdings diejenigen Frauen sein, die Krampfadern im Bereich der Vulva haben; diese können nach einem solchen Bad sehr schmerzhaft sein.

Für ein reines Heublumenbad eignen sich etwa 500 g Teedroge, die mit 3 bis 4 Liter kochendem Wasser übergossen werden. Man lässt diesen Ansatz etwa 1 Minute kochen und 30 Minuten ziehen, seiht dann ab und setzt den Auszug dem Vollbad zu. Die Badedauer sollte nicht länger als 15 Minuten dauern. Ein Heublumendampfsitzbad kann dagegen mit etwa 100 g Teedroge und 2 Liter kochendem

Wasser angesetzt werden wobei in diesem Fall der entstehende Wasserdampf genutzt wird.

Die wichtigste Voraussetzung zur erfolgreichen Behandlung ist die konsequente Anwendung nach dem oben beschriebenen Ähnlichkeitsansatz, der Simile-Regel.
Die Auswahl eines geeigneten Mittels richtet sich vor allem einerseits nach dem Konstitutionstyp, dem die zu behandelnde Frau zuzuordnen ist, andererseits nach der Art und Lokalisation der Beschwerden. Außerdem haben sie sich nach den Leitsymptomen (das können beispielsweise Unruhe, Angst, erhöhte Temperatur sein) und generellen Auffälligkeiten (etwa Migräne oder Magenleiden) zu richten. Homöopathische Mittel sollten daher nur von ausgebildeten Hebammen, ÄrztInnen oder HeilpraktikerInnen ausgewählt werden, die dann die Dosierung festlegen.
Grundsätzlich haben diese Mittel auf die werdende Mutter und das Kind keinen negativen Einfluss.

5. Kapitel: Wehen aus Männersicht

Die werdenden Väter bei Geburten dabei zu haben ist ein relativ neuer Wunsch der Frauen und Männer. Die ungewohnte Umgebung von Kranken- oder Geburtshaus wird so wenigstens durch ein vertrautes Gesicht angenehmer. Ärzte, die in ihrer beruflichen Laufbahn miterlebt haben, wie Männer zu den Geburten 'zugelassen' wurden, berichten davon, dass es insgesamt ein großer Gewinn für die Frauen war, ihren Mann dabeihaben zu können.
Bei den Hausgeburten zu früheren Zeiten wurden die Männer normalerweise aus den Räumen, die für die Geburt benötigt wurden, ausgesperrt. Sie waren lediglich Ohrenzeugen.

Männer - ausgesperrt

Männer haben durch Jahrhunderte hindurch also keine aktive Rolle bei der Bewältigung von Wehen gehabt. Das gilt für Europa - die Abbildungen in Kapitel 17 (siehe ab Seite 135) erzählen für andere Kulturen eine andere Geschichte. Doch hat sich keine der bei anderen Völkern üblichen Gebärformen bei uns durchgesetzt. In Deutschland war die Tradition des von Geburten ferngehaltenen Mannes wohl zu stark. Auf diese Tradition müssen wir uns zunächst auch heutzutage einstellen und einlassen.
Das Ausgeschlossensein des Mannes lag übrigens nicht nur daran, weil sie Männer waren. Nicht einmal Frauen ohne Kinder wurden zu Frauen, die in Wehen lagen, gelassen. Es kam einfach auf die Erfahrung an.

Dazu schreibt Eva Labouvie:

> *„Die Niederkunft auf dem Lande war Frauensache. Sie war keine Familienangelegenheit, sondern ein öffentliches Ereignis, an dem neben der Hebamme die weiblichen verheirateten oder verwitweten Familienmitglieder, die Nachbarinnen und Freundinnen - zumeist waren es zwischen fünf und sieben Frauen - teilnahmen."*

Leo Tolstoj beschreibt in dem Roman „Anna Karenina" sehr schön seinen kopflos durchs Haus hastenden Helden, der völlig eingeschüchtert von den Geräuschen aus dem Gebärzimmer ist. Jedesmal, wenn er hereinstürzt, rennt er sofort wieder heraus:

> *„Er konnte ganz ruhig werden, konnte Kitty sogar völlig vergessen, wenn er nicht in ihrem Zimmer war, und andererseits steigerte sich seine Hilflosigkeit gegenüber ihren Qualen, die ihn immer mehr peinigten. Er sprang auf, wollte davonlaufen und lief doch jedesmal wieder zu ihr hin."*

Männer und Geburten - eine schwierige Liaison

Geburten waren zu jeder Zeit und in jeder Gesellschaft eine besondere Angelegenheit. Frauen, die Kinder zur Welt gebracht haben, sind über Jahrhunderte und Erdteile miteinander verbunden - diese Vorstellung könnte es gewesen sein, die Männer besonders ihr Ausgeschlossensein hat spüren lassen.

Doch ohne die Bereitschaft der Frau zum Gebären hätte kein Mann sich je fortpflanzen können. Abhängigkeit und Ausgeschlossensein - diese widersprüchlichen Empfindungen führten dazu, dass das Gebären in der männlich dominierten Zivilisation als Strafe angesehen wurde.

Deutlich formuliert ist das in der biblischen Schöpfungsgeschichte, als Gott zur Frau spricht:

> "*Viel Mühsal bereite ich dir, sooft du schwanger wirst, unter Schmerzen gebierst du Kinder.*"
> (Genesis 3,16)

Und dann:

> "*Adam nannte seine Frau Eva (hebr. für Leben), denn sie wurde die Mutter aller Lebendigen.*"
> (Genesis 3,20)

Im Spannungsfeld zwischen Unterdrückung der Frau und Lobpreisung spielt sich die Einstellung der Männer gegenüber Schwangeren durch Jahrtausende ab.
Keine Frau, zumal die moderne, muss dieses Bild übernehmen. Sie erträgt keine Schmerzen, um von Männern gepriesen zu werden. Wehen zu bewältigen, ist eine ganz eigene Sache jeder Frau.

Und natürlich gibt es einfach Männer, die 'zu zart' für eine Geburt sind. Wer das von sich weiß, braucht wirklich nicht bei einer Geburt dabei zu sein - jede Frau wird wissen, was sie an einem sensiblen Mann hat.

Der Gynäkologe Dr. Nikolaus Herbst erzählt ein Erlebnis:

> *„Ein Vater, der bei der Geburt nicht dabei war, kollabierte im Zimmer auf der Wochenstation, als ich bei der Visite das Geburtsgeschehen noch einmal mit der jungen Mutter durchging. Er fiel hin und zog sich seine Platzwunde am Kopf und eine Gehirnerschütterung zu, so dass er viel länger im Krankenhaus lag als die Mutter - die ihn von zuhause aus mit dem Baby besuchen kam.“*

Männeraufgaben

Heute können Männer tatsächlich Aufgaben übernehmen, die früher die Frauen der Gemeinschaft hatten.
Eine Schilderung aus unserer Gegenwart findet sich in dem Roman „Der Eros des Nordens“ von dem Finnen Petri Tamminen:

> *„Seine Frau krümmte sich in eine Beugung, sie sah konzentriert aus und ließ das Becken kreisen. Harri verfolgte die Szene stumm von der Seite. Als sich die Wehen den Tag über fortsetzten, gewöhnte sich Harri daran und fing an, seine Frau zu unterstützen. Er hatte das Gefühl, energisch zu sein. In der Nacht im Kreißsaal massierte Harri seiner Frau die Knöchel. Mit Abstand betrachtete er ihren schmerzverzerrten Gesichtsausdruck und beobachtete die Monitore an den Apparaten, das Pulsieren des Embryoherzens.“*

Ratschlag für Männer bei der Wehenbegleitung

Sich auf die Bedürfnisse Ihrer Partnerin einzustellen, ist das beste, was Sie für sie tun können. Halten Sie sich im Hintergrund, wenn Sie nur stören würden, und atmen Sie mit, wenn Ihre Partnerin dadurch besser atmen kann. Mit ein wenig Sensibilität können Sie viel helfen. Und im übrigen: Bleiben Sie einfach ein Mann, der nun mal nicht weiß, was Wehen sind. Gute Stimmung machen, ein aufmunterndes Wort und Ihre Aufregung zeigen - das ist Beitrag genug.

6. Kapitel: Wann beginnt die Geburt?

Das Rätselraten, wann die Geburt anfängt, ist für viele das anstrengende Ende der Schwangerschaft. Beruhigend ist, dass sich schon die Vorfreude auf das Kind in die Rätselei mischen kann.
Dass viele Frauen der Putzteufel kurz vor der Niederkunft überkommt, ist eine dieser Volksweisheiten, die immer dann stimmen, wenn es so war - und wenn nicht, schnell vergessen sind.
Tatsächlich ist es ein Hin- und Herüberlegen, wann es losgeht, und selbst Profi-Mütter von vier und mehr Kindern erzählen, dass sie sich des Geburtsbeginns nie sicher waren.
Wenn das Kind da ist, spielt die Erinnerung an das Warten überhaupt keine Rolle mehr.
Doch mindestens der neunte Monat ist geprägt vom Deuten der Anzeichen.

Ein Ratschlag für das Warten

Haben Sie den Mut zu Fehlalarm! Nichts ist nach der Geburt schneller vergessen als das bisschen vergebliche Warten. Sitzen Sie nicht zu früh auf der gepackten Tasche. Der ewige Anblick der 'Bereitschaftstasche' setzt nur unter Druck. Die Sachen haben Sie oder Ihr Partner, wenn es losgeht, schneller zusammengepackt als man vorher meinen würde.

Wann es soweit ist

Goethe beschreibt den Zeitpunkt seiner Geburt in „Dichtung und Wahrheit“:

> *„Am 28sten August 1749, mittags mit dem Glockenschlag zwölf, kam ich in Frankfurt am Main auf die Welt. Die Konstellation war glücklich; die Sonne stand im Zeichen der Jungfrau und kulminierte für den Tag; Jupiter und Venus blickten sie freundlich an, Merkur nicht widerwärtig; Saturn und Mars verhielten sich gleichgültig; nur der Mond, der soeben voll ward, übte die Kraft seines Gegenscheins um so mehr, als zugleich eine Planetenstunde eingetreten war. Er widersetzte sich daher meiner Geburt, die nicht eher erfolgen konnte, als bis diese Stunden vorübergegangen.“*

Wie auch immer - ironisch oder ernsthaft - man sich zu der „Planetenstunde“ stellt: Für jede Geburt ist die Stunde irgendwann da. Auf sie muss gewartet werden. Der neunte Monat gehört im Normalfall einfach dem Warten.

Zwei Geschichten, wie es anfing

Elke Bauer erzählt die Geburten ihrer Kinder:

> *„Tja, wann geht es los?“*
> *Meine beiden inzwischen sechs- und vierjährigen Kinder haben sich auf ganz unterschiedliche Weise angekündigt. Daran konnte ich gut sehen, dass es bei Geburten keinen Schema-F-Verlauf gibt.*
> *Also: Der Geburtstermin meines ersten Sohnes war auf den 10. März datiert. Ich wartete schon fünf Tage darüber hinaus, als ich abends um 22 Uhr einen leichten Schmerz im Unterleib verspürte, etwa so, als ob ich die Menstruation*

bekäme. Ich freute mich, ahnte ich doch, dass es jetzt losginge. Ich begann auf die Uhr zu schauen und das Ziehen zeitlich festzuhalten. Der Verdacht, dass ich bald Mutter sein würde, erhärtete sich schnell zur Gewissheit, als die Kontraktionen alle zehn Minuten einsetzten. Es begann jedes Mal ganz leicht, wurde dann etwas stärker und hörte nach einigen Sekunden ganz auf. Ich nahm pfeifend ein warmes Bad und aß anschließend guten Mutes eine ganze Schüssel Salat, da ich befürchtete, im Krankenhaus nichts mehr oder zu wenig oder erst zu spät etwas zu essen zu bekommen.

Ich war erstaunt, wie schnell dann aus dem leichten Ziehen ein recht anständiger Schmerz werden konnte und begab mich mit meinem Mann per Taxi ins Krankenhaus. In schönster Regelmäßigkeit begleiteten mich die Wehen durch das nächtliche Stuttgart. Meine anfängliche Fröhlichkeit wich einer besorgten Anspannung, denn durch die heftiger werdenden Schmerzen begriff ich langsam, dass ich ein Kind bekam.
Im Krankenhaus wurde ich an den Wehenschreiber angeschlossen. Mein Mann versuchte die Pein der Kontraktionen mit dem Hinweis zu lindern, dass man auf dem Aufzeichnungsgerät doch ganz genau ablesen könne, wann der Schmerz wieder vorbei sei. Das stimmte. Und der Trost für alle: wenn Pause ist, ist wirklich Pause. Das Wort Gnade erhält seine wahre Bedeutung.
Nach vier Stunden heftiger und bilderbuchmäßig verlaufender Geburt war dann alles vorbei und mein Sohn auf der Welt.

Hier folgte also dem normalen und regelmäßigen Wehenbeginn eine normale und regelmäßige Entbindung.

Ganz anders bei meinem zweiten Kind.
Am 02. August sollte es geboren werden. Am 16. Juli mittags hatte ich einen Blasensprung, was in meinem Fall bedeutete, dass ich schubweise Fruchtwasser verlor. Da ich mich nicht in meiner Heimatstadt befand, schlecht auf dieses Ereignis vorbereitet war und mein Mann gerade das Haus verlassen hatte, begann ich mich telefonisch nach einer Klinik umzuhören. Ich bekam mehrere Absagen, aber von nirgendwoher den Hinweis, dass ich mich bei einem Blasensprung besser hinzulegen habe, damit das Kind nicht nach unten rutscht und sich die Nabelschnur dabei einklemmt. Ich telefonierte also unbesorgt im Stehen weiter und wurde schließlich fündig. Es gab ein Krankenhaus, das mich willkommen hieß. Und auch eine Freundin, die mein Kind und mich im Taxi begleitete.

Bei den ersten Untersuchungen im Krankenhaus konnte man den Kopf des Kindes nicht tasten und vermutete, es würde, wenn es losginge, schon von selbst weiter nach unten rutschen. Man beschloss trotz Blasensprungs abzuwarten, ob die Wehen einsetzten. Es geschah aber nichts. Beim Ultraschall erkannte man dann eine halbe Steißlage und bereitete mich seelisch auf einen Kaiserschnitt vor.
Glücklicherweise befand sich im Haus aber ein Arzt aus den neuen Bundesländern, der sich auf das im Westen nicht mehr praktizierte Handwerk der manuellen Kindsdrehung verstand. Er und sein Team vollbrachten dann die kleine Sensation, meinen Sohn von außen durch die Bauchdecke mit gekonnten Handgriffen in die richtige Position zu wenden. Mir erschien die Prozedur logisch und vernünftig und da das Ganze absolut schmerzfrei vonstatten ging, dachte ich auch nicht an irgendwelche Risiken. Nach erfolgreicher Drehung hängte man mich an den Wehentropf.

Nun erwartete ich heftige und sofort einsetzende Schmerzschübe wie beim ersten Mal, aber dem war nicht so. Erst nach etwa einer Stunde ging das Ziehen im Bauch ganz zahm los und steigerte sich zu keinem Moment über die Grenze des Erträglichen hinaus. Das verwunderte mich, denn über Geburtseinleitung und Wehentropf hatte ich schon so manches Schauermärchen gehört.
Auch dieses Mal war die Entbindung nach vier Stunden vorbei. Sie begann nach einer Drehung und künstlich erzeugten Wehen und mündete in eine ganz normale und regelmäßige Geburt.

Nach meiner Erfahrung mit diesen beiden Geburten glaube ich, dass sich die Wehen einer Frau von Geburt zu Geburt wohl in der Intensität unterscheiden können. Die Qualität der Schmerzen hingegen, also die Art und Weise des Schmerzes und seine Lokalisation (im Bauch, in den Beinen, im Rücken oder sonstwo) wird nicht von Geburt zu Geburt, sondern nur von Frau zu Frau differieren.
Um sicher erkennen zu können, was Wehen sind und was nicht, muß frau darüber hinaus mindestens schon eine Geburt hinter sich haben. Durch die Erfahrungen aus der ersten Geburt ist einem dann bekannt, welche Stufe der Wehenschmerz noch 'erklimmen' muss, um wirklich zur Geburt zu führen. Nach diesem frauspezifischen Schmerzcode laufen alle weiteren Geburten ab."

Geburtsbeginn: Aus medizinischer Sicht

-Nach einem Blasensprung - die Fruchtblase platzt und Wasser geht ab - ist es unbedingt nötig, ins Krankenhaus zu fahren bzw. mit der Hebamme zu sprechen, da das Kind nach einem Blasensprung nicht mehr vor Infektionen geschützt ist.

-Auch bei regelmäßigen Wehen sollten Sie losfahren. Ein Abstand von etwa fünf Minuten zwischen den Wehen ist bei Erstgebärenden der Hinweis, sich ins Krankenhaus oder Geburtshaus zu begeben.

Losfahren?

Zunächst einmal: Es macht überhaupt nichts umsonst zum Krankenhaus oder Geburtshaus loszufahren. Sie werden untersucht und mit guten Wünschen wieder weggeschickt - mehr kann nicht geschehen. Solche Untersuchungen gehören zu den Aufgaben des Krankenhauspersonals, und diesen Aufgaben wird es selbstverständlich gerecht.

Keine Panik

Lassen Sie sich vom Geburtsbeginn nicht in Panik versetzen. Das Kind macht sich auf die Reise - das ist ein Grund zur Freude!

7. Kapitel: Die ersten Wehen

Schwangerschaftswehen

In den letzten Schwangerschaftsmonaten wird der Bauch ab und zu ganz hart. Schmerz bereiten diese Schwangerschaftswehen nicht. Das Kind, das immer reifer wird, leidet nicht unter den Verhärtungen. Aber Frauen, die Angst vor den Geburtswehen haben, können durch die Schwangerschaftswehen noch einen 'Draht' mehr zu ihrem Kind aufbauen.

Phantasie brauchen Sie in der Erziehung reichlich, um sich in Ihr Kind hineinzufühlen. Beginnen Sie doch einfach während der Schwangerschaftswehen damit.

Vorstellbar ist es nämlich, dass Schwangerschaftswehen durchaus ein Signal an das Kind sind. Es spricht seine Instinkte an. Verdeutlichen Sie sich, dass die Entwicklung zur Lebensfähigkeit direkt mit enger werdendem Platz verbunden ist. Ein Kind, das diese Enge und diesen Druck verspürt, wird davon nicht gequält. Seine gesamte körperliche Entwicklung ist darauf hin geeicht, auf die Welt zu kommen. Dieser Weg auf die Welt ist von der Natur optimal eingerichtet. All die Mühen unter den Wehen, die das Kind erlebt, machen es letztlich lebensfähig. Die Enge während der Schwangerschaftswehen und der letzten Wochen der Schwangerschaft ist nicht das, was wir unter Gemütlichkeit verstehen. Aber für das auf Überleben und Gesundheit gepolte Kind ist es der bestmögliche Weg ins Leben.

Vorwehen

Wenn das Kind fast ganz geburtsreif ist, erleben Sie die Vorwehen. Die Vorwehen bereiten keine großen Schmerzen. Es zieht schon einmal an den Körperstellen, an denen Sie auch später den Geburtsbeginn merken. Während der Vorwehen kann das Atmen schon einmal ausprobiert werden.
Schaffen Sie um sich herum eine ruhige Atmosphäre. Atmen Sie ganz ruhig. Versuchen Sie zu spüren, wo das Ziehen herkommt. Hier beginnt Ihr ganz persönlicher Weg des Empfindens. Medizinisches Hintergrundwissen ist gut, aber lassen Sie sich Ihre Individualität nicht nehmen. Ärzte können Ihnen nur erklären, was warum passiert, und haben ein paar dürre Worte dafür, wie es vonstatten geht. Aber wie es sich anfühlt, das wissen nur Sie. In keinem von Gefühlen bestimmten Lebensbereich kommen wir auf die Idee, ein anderer Mensch könne uns genau sagen, wie wir empfinden. Wir freuen uns, wenn einer die Worte findet, die unsere Gefühle treffen. Aber auf die eigenen Empfindungen zu verzichten und sie einfach auszuschalten, wäre eine Verarmung. Den Vorwehen können die meisten Frauen also ganz gelassen entgegensehen.

Medizinisch: Vorwehen

In den letzten Tagen vor der Geburt treten die Vorwehen ein. Es sind keine echten Wehen, sie führen nicht zur Geburt. Vorwehen sind Senk- und Stellwehen (sie stellen den Kopf des Kindes geburtsbereit ins Becken) und bringen Gebärmutter und Fötus in die endgültige Geburtsposition.

Viele Frauen berichten von den Vorwehen, dass sie sie abends verspüren. Die Hauptschwierigkeit an ihnen ist, dass sie dazu beitragen, dass man ständig denkt, es ginge los.

Senkwehen

Die Senkwehen sind Vorwehen, die nicht die Geburt einleiten. Sie sind ein schönes Zeichen dafür, dass die Kinderlosigkeit in ein paar Wochen zu Ende, dass die Familie in ein paar Wochen größer sein wird. Wer noch kein Kinderbett angeschafft hat, kann es nach den Senkwehen tun. Die Senkwehen sind, abgesehen von ihrem medizinischen Hintergrund, ein geradezu geniales Signal der Natur, sich auf die Geburt und das Leben mit Kind einzustellen. Die Notwendigkeiten, die die Schwangerschaft mit sich brachte, treten jetzt mehr und mehr in den Hintergrund. Viele Frauen finden sich jetzt einfach nur noch dick, sie haben die Veränderungen durch die Schwangerschaft längst verkraftet. Nach den Senkwehen geht es auf die Geburt zu, jetzt ist der optimale Zeitpunkt, sich noch einmal gründlich mit den Wehen zu beschäftigen. Die Nervosität zu unterdrücken, ist völlig unsinnig; besser ist es, jetzt noch einmal das Bild, das man von sich selbst hat, durchzugehen. Die Senkwehen sind eine Station auf dem Weg zum Mutterwerden, die die Loslösung des Kindes ankündigt - sie wahrscheinlich auch für das Kind ankündigt.

> Senkwehen sind Schwangerschaftswehen, die sich im Absenken des Bauches der Schwangeren drei bis vier Wochen vor dem Geburtstermin äußern. Senkwehen sind darauf zurückzuführen, dass sich der Körper des Kindes tiefer ins mütterliche Becken senkt.

Echte und unechte Wehen

Viele Frauen haben während und ab den Vorwehen häufig das Gefühl, die Geburt würde beginnen.
Echte Wehen sind von 'unechten', also Vorwehen, dadurch zu unterscheiden, dass sie durch ein warmes Bad nicht verschwinden.

Legen Sie sich in die Badewanne! Wenn Sie heraussteigen und die Wehen vergangen sind, hatten Sie 'unechte' Wehen verspürt. Dann hat das Vollbad zu Ihrer Entspannung beigetragen!
Angst um Ihr Kind brauchen Sie bei den 'unechten' Wehen nicht zu haben. Stattdessen sind der Phantasie keine Grenzen gesetzt, sich auszudenken, wie Ihr Kind sich jetzt auf das 'Schlüpfen' einrichtet. Jede 'unechte' Wehe zeigt Ihrem Kind, wie der Weg auf die Welt sein wird, und sie zeigt Ihrem Kind, dass es den Weg auf die Welt schaffen wird.

Der Geburtstermin

Für moderne Frauen, die mit Terminkalendern und Computerdateien ihr Leben organisieren und alle Daten im Kopf haben, ist es ein eigentümlicher Gedanke, nicht genau planen zu können. Das ist nur verständlich. Doch die Schranke im Kopf gegen Unplanbarkeit ist leicht zu öffnen. Niemand braucht sich von dem errechneten Termin zum Sklaven zu machen. Dazu ist der Termin auch zu ungenau.
Treffen Sie Verabredungen, ohne an den Geburtstermin zu denken. Wenn Sie kurzfristig absagen müssen, macht das gar nichts. Oder planen Sie Erledigungen, die Sie schon lange machen wollen und die immer liegen geblieben sind, rund um den Geburtstermin ein. Es ist unsinnig, dass der errechnete Geburtstermin von gähnender Leere im Kalender begleitet ist. Wenn Sie ein sehr agiler Typ sind, brauchen Sie auch nicht auf den Ratschlag zu hören, Sie sollten die Ruhe vor der Geburt genießen. Genießen Sie dann lieber die Unruhe vor der Geburt!
Hier wie bei allen Phasen, die Schwangere durchlaufen, gilt es, nur die Ratschläge anzunehmen, die zu Ihnen selber passen. Und wenn Sie im neunten Monat noch der Partyfeger sind: Lassen Sie sich nicht in das Schema 'Werdende Mutter' pressen!

Wenig hilfreich für die meisten Frauen sind auch die Wehenerläuterungen à la „die Gebärmutter weiß, was sie wann zu tun hat.“ Das Abtrennen einzelner Körperteile hilft eben deswegen nicht, weil während der Wehen die ganze Frau erfasst wird. Das Erstaunliche an diesen anatomisch orientierten Formulierungen ist, dass sie immer wieder dazu greifen, Organen Funktionen zuzuteilen, die sie nicht haben. Kein Körperorgan dieser Welt kann denken. Es denkt die Schwangere, sie fühlt und sie weiß. Nicht eines ihrer Organe.
Die Reaktionsweisen des Körpers können medizinisch hervorragend erklärt werden. Ärzte oder Ärztinnen, die eine Sprache wählen, in der die Schwangere zum Objekt ihrer Gebärorgane wird, haben den Beruf verfehlt. Begeben Sie sich dann in die Hände anderer Geburtshelfer. Es gibt zum Glück hervorragende GynäkologInnen, die ihre gute Ausbildung mit Verstand für Menschen verbinden. Es ist schade, dass sich so viele schwarze Schafe bis in die Chefarztetagen durchmogeln konnten. Aber guter Beistand spricht sich herum. Viele Frauen können nach ihren Geburten erstklassige Empfehlungen geben.

Die *Wehen setzen ein*

Die ersten Wehen unterscheiden sich noch sehr von den späteren, wenn es näher auf die Geburt zugeht. Sie erinnern eher an die Vorwehen. Es zieht entweder in den Oberschenkeln, im Kreuz oder es fühlt sich wie Regelbeschwerden an.
Alle Geschichten und Erinnerungen zu Wehen leiden daran, dass die Wehen so schwer zu beschreiben sind. Meist erzählen nur die Frauen ausführlich davon, die daraus eine Horrorgeschichte zu machen verstehen.

Dabei ist es durchaus möglich, mit anderen Maßstäben daran zu gehen. Nehmen wir also einmal Normalität an. Das raubt den Wehen ihren Schrecken. Es gibt schließlich unendlich viele unausweichliche Ereignisse, mit denen wir fertig werden müssen - und fertig werden. Hürden zu nehmen, ist Normalität. Man kann also versuchen, ganz praktisch an das Einsetzen der Wehen zu gehen.
Wenn Sie nun wach geworden sind oder tagsüber ein Ziehen verspürt haben, das immer wieder kommt, können Sie auf die Uhr schauen, ob es ein regelmäßiges Ziehen ist.

- In welchem Abstand verspüren Sie dieses Ziehen?
  Alle fünfzehn Minuten? Alle zehn Minuten?
- Länger als zwei Stunden in diesen regelmäßigen Abständen?
  Dann setzen die Wehen ein!

Wie Sie mit diesen Wehen am besten umgehen:

- Nehmen Sie sich einen kleinen Massageball.
  Rollen Sie den Ball über die Körperpartie, in der es zieht.
- Falls Sie einen Partner haben, drücken Sie ihm den Ball in die Hand. Gerade beim Ziehen im Kreuz kann er Ihnen sehr helfen, indem er den Ball über die Körperstellen rollt oder Sie massiert.
- Wenn Sie lieber stehen möchten, stellen Sie sich hin. Suchen Sie sich einen Gegenstand, an dem Sie sich abstützen können. Bewegen Sie sich nur so, wie es Ihnen behagt.

8. Kapitel: Phasen der Geburt

Der Verlauf der Geburt wird unterteilt in

Eröffnungsphase

Austreibungsphase

Nachgeburtsphase

Die Eröffnungsphase

Das Hormon Oxytocin, das im Hypothalamus gebildet wird, wirkt kontraktionsauslösend. Oxytocin regt die Kontraktionsbereitschaft des Uterus an. Wird es gebildet oder zugeführt (siehe Kapitel 11 "Wehenfördernde Mittel"), beginnt die Geburt mit der Eröffnungsphase.

70 bis 90 Prozent der Geburtsdauer entfällt auf die Eröffnungsphase, das heißt auf die Zeit vom Beginn der Geburt bis zur vollkommenen und vollständigen Eröffnung des Geburtsweges.

Wenn es um Geburtserleichterung gehen soll, ist es nur logisch und folgerichtig zu versuchen, in der Phase anzusetzen, die zeitlich die längste ist, und das ist die Eröffnungsphase. Die Eröffnungsphase ist die Zeit der Geburt, bei der man früher meinte, Schmerzen dumm und tumb über sich ergehen lassen zu müssen. In der Eröffnungsphase ist Entspannung gefragt. Entspannung ist zunächst einmal ein geistiger Vorgang. Hier liegen zu nutzende Möglichkeiten einer sinnvollen Vorbereitung zur Erleichterung der Geburt, gefahrlos für Mutter und Kind.

Die mittlere Dauer der Eröffnung beträgt bei Erstgebärenden zwölf bis 18 Stunden, maximal 48 Stunden. Bei Mehrgebärenden dauert sie acht bis zwölf Stunden, maximal 24 Stunden. Die Abweichungen vom Durchschnitt können beträchtlich sein; man nimmt in der Regel an, dass nach circa 150 Wehen der Geburtsweg eröffnet ist und die Austreibungsperiode beginnen kann.

Die Austreibungsphase

Die Austreibungsphase mit den Austreibungs- und Presswehen ist die Zeitspanne von der vollständigen Öffnung des Muttermundes bis zur Geburt des Kindes. Die Austreibungsphase dauert in der Regel bei Erstgebärenden eine halbe bis eine Stunde, maximal zwei Stunden. Bei Mehrgebärenden beträgt sie im allgemeinen eine viertel bis eine halbe Stunde.

Das Verhalten der Mutter ist in der Austreibungsphase ein völlig anderes als in der Eröffnungsphase. Die Austreibungsphase ist eine Phase der Konzentration und Kraft. Das Bemühen der Gebärmuttermuskulatur, den Inhalt auszutreiben, das Kind zu gebären, wird unterstützt durch die willkürliche Betätigung der Bauchpresse. Die Muskulatur der Gebärmutter unterliegt nicht dem Willen und Bewusstsein: Willentlich können wir die Wehenstärke nicht beeinflussen. Die Muskulatur des Bauches jedoch unterliegt dem Willen und Bewusstsein. Wenn es gelingt, diese zusätzliche Kraft mit einzusetzen, gelingt es auch, die Geburt zu beschleunigen.

Die Nachgeburtsphase

Die Nachgeburtsphase mit den Nachgeburtswehen ist die Zeitspanne nach der Geburt des Kindes bis zur vollständigen Geburt des Mutterkuchens und der Eihäute.

Danach folgt das Wochenbett mit den Nachwehen.

9. Kapitel: Dehnungsschmerz

Schwieriger wird das Körperempfinden erst, wenn der Dehnungsschmerz hinzukommt. Was sich dehnt, ist der Gebärmutterhals und der Muttermund.

Die ersten Schmerzen

Der Dehnungsschmerz hat einen Ort, den man unter den Schmerzen ausmachen kann. Dort wird etwas länger gezogen, das nicht brechen und nicht kaputtgehen kann. Es findet eine Dehnung über die Maßen statt, ohne das etwas reißen kann.

Schmerz erdulden?

Schmerzen gehörten Jahrunderte und Jahrtausende lang zum menschlichen Leben dazu, und in vielen Ländern ist das bis heute so. Wohlstand, weniger körperliche Arbeit, Fortschritt - viele positive Entwicklungen haben uns die Schmerzen genommen. Dann bricht plötzlich mit der Nachricht des Schwangerseins über uns die sichere Erwartung von Schmerz herein. Längst gibt es kein neutral eingependeltes Bewusstsein der eigenen Schmerztoleranz. Wir wissen weder physisch noch psychisch, was wir uns zumuten können. Was Schmerz betrifft, haben wir nur verschwommene Vorstellungen von unserer Konstitution. Das erschwert die Vorbereitung auf die Wehen, weil es haltloser macht.

Der Professor für Medizinische Psychologie und Ethnomedizin Wulf Schiefenhövel hat sich mit Geburten bei sogenannten 'Naturvölkern' beschäftigt. Er hat festgestellt, dass Schmerzen in jeder Kultur gleich empfunden werden. Die Schmerzschwelle unterscheidet sich ebenso wenig von Kultur zu Kultur wie die Schmerzwahrnehmung. Es bestehen jedoch deutliche kulturelle Unterschiede in der Toleranz dem Schmerz gegenüber. Die Fähigkeit und der Wille zu erdulden ist also von der Umwelt geprägt. Hinzu kommt, dass Schmerzerduldung und das Verkraften von Schmerz vom Gehirn ausgehen - man kann, so Schiefenhövel, das Schmerzempfinden trainieren. Von der Kultur, in der man lebt, wird das eigene Gefühl für Schmerzen beeinflusst. Praktisch gesehen sind für Schwangere in unseren Breiten die bereits in den dreißiger Jahren des letzten Jahrhunderts angestellten Überlegungen des englischen Arztes Grantley Dick Read interessant. Sie besagen, dass durch das Zusammenspiel von Seele und Körper während der Geburt ein Angst-Spannungs-Schmerz-Syndrom entsteht. Aus Angst verspannt sich die Muskulatur. Das erschwert die Geburt.

Wie kann dieser Teufelskreis durchbrochen werden? Die Ärztin Corinna Nast-Kolb hat ein wissenschaftliches Buch über „Traditionelle Geburtshilfe in Ecuador“ geschrieben. Sie ist bei ihrer Feldstudie im abgelegenen ecuadorianischen Hochland zu dem Schluss gekommen, dass dort das Angst-Spannungs-Schmerz-Syndrom nicht zum Tragen kommt:

> *„Neben der Einführung in die Geburtshilfe von frühen Mädchenjahren an liegt der Schwerpunkt hier auf einer deutlichen und lebhaften Thematisierung des Geburtsschmerzes. Die bei uns oft verschleiernde und irreführende Art, die Geburt nur als positive Lebenserfahrung und neues Partnerschaftserlebnis zu beschreiben, führt häufig dazu, daß die Frauen von Schmerzen überrascht werden und sich als unzulänglich erleben.*
> *Durch eine realistische Schilderung werden die Schwangeren auf das Erlebnis vorbereitet und die Erfahrungen der anderen Frauen vermitteln ihnen das Selbstvertrauen in die eigene Gebärfähigkeit. Ein weiterer wichtiger Schwerpunkt sind die physischen Hilfeleistungen für die Gebärende als Urformen*

der Schmerzbekämpfung. Es besteht ein dauernder Körperkontakt zur Erstgebärenden, der durch Halten, Drücken, Massieren, Schütteln, Streicheln und ritualisiertes Pusten intensiviert wird. Durch gezielten Atemeinsatz, Brummen, Summen, Schließen der Augen, formelhaftes Wiederholen von Sätzen und Anrufen der Heiligen gelingt es der Gebärenden, den Wehen- und Geburtsschmerz zu verarbeiten. Die kulturell geprägte Auffassung, dass der Mund zur Schmerzlinderung geschlossen werden müsse, stellt zusammen mit den sich wiederholenden Aufforderungen zur Selbstkontrolle und Lenkung der Kraft nach innen den Kern der psychischen Geburtsbetreuung dar.“

Während der ersten Wehenschmerzen, der Eröffnungsphase, die zeitlich am längsten ist, wählt die Gebärende ihre Körperhaltung selbst - vor allem ist zu beobachten, dass die Wehenpausen von ständigem Laufen geprägt sind.
Tatsache ist: Schmerzen sind etwas, das niemand gern hat. Es ist illusorisch sie überhöhen zu wollen - nur, weil sie zu einer Geburt führen. Daraus folgt dann nämlich nur, dass sie viel schlechter zu verkraften sind, dass es gerade schwer wird, sie anzunehmen. Schließlich nimmt niemand etwas Unschönes dadurch an, indem man es schön redet - sondern nur dadurch, dass man es so sieht, *wie es wirklich ist.*
Die Quintessenz aus Vergleichen mit anderen Kulturen kann für jede Frau persönlich sein, sich nichts aufzwingen zu lassen, was nicht absolut medizinisch notwendig ist. Niemand außer Ihnen weiß, wie Sie selbst den Schmerz empfinden und wie Sie ihn am besten lindern.

Schmerzfreie Geburt?

Wenn zu den Wehen das Dehnungsgefühl kommt, sprechen viele Frauen das erste Mal von stärkeren Schmerzen. Jetzt stellt sich die Frage nach einer schmerzfreien Geburt.

Es wird wenig seriöse Heilsverkünder geben, die einer gänzlich schmerzfreien Geburt das Wort reden. Positive Erfahrungen reklamieren die Befürworter von Wassergeburten für sich: Die Geburtsdauer bei Erstgebärenden habe sich verkürzt, die Dammschnittrate verringert, und bei den meisten Frauen habe man auf Schmerzmittel verzichten können. Für viele ÄrztInnen gehört die Wassergeburt dennoch zu den vorübergehenden Moden, die sich nicht durchsetzen werden.

Tatsächlich gab es in der Vergangenheit eine Vielzahl von alternativen Ansätzen - von denen wirklich die meisten Modeerscheinungen blieben.

Medizinische Modeerscheinungen

Eine Modeerscheinung Mitte der sechziger Jahre war die Schlafgeburt. Man versetzte die Mutter in einen künstlichen Schlaf und holte dann das Kind „natürlich" auf die Welt. Häufig wurde diese Geburt bei Müttern angewandt, die ihr Kind zur Adoption freigegeben hatten. Sie sollten das Kind nicht mehr zu sehen bekommen.

Medizinische Modeerscheinungen rufen oft nur kurze Zeit später Kopfschütteln hervor. Jede Frau muss aufpassen, sich nicht Moden zu unterwerfen, die nicht zu ihr passen oder gar im Nachhinein ein schlechtes Gewissen hinterlassen.

Schmerzbeseitigung?

> Passen Sie auf, dass Ihnen niemand etwas aufschwatzt. Machen Sie nur mit, was auf Sie einen hundertprozentig guten Eindruck macht.

Warum sich nichts zur totalen Schmerzbeseitigung langfristig eingebürgert hat, liegt an einer Art 'Sinn', den diese Schmerzen haben. Viele Frauen wissen durch die Schwäche oder Stärke des Dehnungsschmerzes, wann sie was zu tun haben. Sie sind ein Hinweis auf dem Weg zum Kindkriegen. Sie können entscheiden, ob dieser Hinweis für Sie verzichtbar ist. Dazu gibt es die Möglichkeit der Periduralanästhesie (PDA; siehe Kapitel 13 "Schmerzlindernde Mittel im Krankenhaus").

Gute Nerven bewahren

Das Wichtigste, was Sie während des Dehnungsschmerzes haben, sind Ihre guten Nerven. Die Umgebung müssen Sie sich so schaffen, dass Sie die Nerven bewahren können. Jede Form der Unruhe ist jetzt schlecht. Der Dehnungsschmerz lässt eine Anspannung entstehen, aus der Sie sich kurzzeitig befreien können, wenn Sie die Pausen nach Ihrer Fasson nutzen können. Vielen hilft es, zu stehen, zu laufen, andere können im Liegen zum Schmerz hinatmen, andere in der Hocke oder wie in der Abbildung auf Seite 108. Solange Sie noch zuhause sind, können Sie alles ausprobieren und dann für die restlichen Wehen bei dem bleiben, was Ihnen guttut: Vor allem bei dem, was Ihnen neue nervliche Kraft bringt.

10. Kapitel: Wehenschreiber oder: Selbstbewusst in Richtung Geburt

Im Krankenhaus oder im Geburtshaus verstärken sich die Wehen, die Sie vorher und auf dem Weg hatten.
Wir gehen hier, was die Umgebung betrifft, von einem Krankenhaus aus, da die überwiegende Zahl an Frauen sich für eine Krankenhausgeburt entscheidet - besonders natürlich auch die Frauen, die wegen der Wehen eine Periduralanästhesie (PDA) oder einen Kaiserschnitt auf Wunsch in Betracht ziehen.

Blick über den Gartenzaun

In den meisten Kliniken in Schweden können sich die Gebärenden in der gesamten Eröffnungsphase frei bewegen. Bis in die achtziger Jahre hinein mussten die Paare in nach dem Wohnviertel zugeteilte Kliniken gehen; erst nach und nach wirkt sich die Aufhebung dieses Zwanges aus, so dass sich die Krankenhäuser langsam in ihren Angeboten ausdifferenzieren. Nach dem Wohnviertel richtete es sich es sich auch in vielen osteuropäischen Ländern, was noch heute bei der Gewohnheit, gar nicht weiter als bis zur nächstgelegenen Klinik zu denken, erkennbar war. Für eine freundliche und im menschlichen Sinne fortschrittliche Krankenhausführung ist das nicht förderlich.
Von Legenden umrankt sind die Üblichkeiten in französischen Entbindungsstationen. Im Vergleich zu deutschen Gepflogenheiten werden sie immer wieder als besser genannt, weil sie nicht so 'Schmerz überhöhend' seien.
Eines ist Tatsache: In Frankreich ist die Periduralanästhesie stark verbreitet, ca. 80 Prozent entbinden mit PDA. Die Frauen haben sogar einen gesetzlichen Anspruch auf eine PDA.

Die Medizinprofessorin Beate Schücking hat ihre Erfahrungen in den Niederlanden für das Buch "Gebären - ethnomedizinische Perspektiven und neue Wege" zusammengefasst:

„Den größten Kontrast zu allen anderen europäischen Geburtserfahrungen und deren Matrix im jeweiligen Gesundheitssystem erlebte ich bei meinem Besuch in den Niederlanden. Auch hier suchte ich eine große Stadt auf - Amsterdam - und, um besser vergleichen zu können, noch eine kleinere (Harlem). Eine ländliche Gegend am Niederrhein (vor Utrecht) rundete das Bild ab. Meine erste Überraschung war, die Frauen, die ich suchte - Erstgebärende ohne Komplikationen - nie im Krankenhaus anzutreffen. Selbst wenn sie dort entbunden hatten, waren sie zwei Stunden später unverzüglich nach Hause gegangen - ohne in der Klinik einen Arzt gesehen zu haben, auch nicht fürs Kind - die speziell für diese selbständige Tätigkeit ausgebildete „Verloskundige" (Hebamme) betreut rund 70 Prozent der holländischen Frauen ganz alleine ... Spürbar und beeindruckend für mich war an allen Geburtsorten, die ich aufsuchte, bis hin zur Amsterdamer Universitätsklinik, die „Philosophie", die Grundhaltung aller Beteiligten in der Geburtshilfe; eine völlig andere, als ich bisher in Deutschland, aber auch in anderen Ländern erlebt hatte.
„Kinder kriegen ist das Normalste von der Welt. Da muß man sich doch nicht so anstellen, wie das anderswo gemacht wird" sagte mir ein Gynäkologe in der Uniklinik. Tatsächlich beobachtete ich diese Einschätzung überall - und staunte. Wie einfach sich beide Seiten, Frauen und Geburtshelferinnen, damit das Leben machen können. Beeindruckend sind in diesem Zusammenhang die niedrigen Interventionsraten - 7,9 Prozent Sectio landesweit! Viele anderswo prophylaktisch durchgeführte Maßnahmen wie Dammschnitt, Legen einer Braunüle, Gabe von Schmerzmitteln, Einläufe, Fasten u.v.m. kommen hier erst dann zum Einsatz, wenn eine wirkliche

Indikation dafür besteht - was ziemlich selten der Fall ist. Dennoch ist die notwendige Technik für den Notfall vorhanden und wird auch verwendet - die guten statistischen Ergebnisse beweisen dies."

Was sich in Deutschland ändern müsste, können am besten Frauen benennen, die ihre Erfahrungen mit dem Kinderkriegen gemacht haben. Von optimalen Zuständen sind wir weit entfernt. Aber vielleicht ist es zunächst hilfreich, wenn Sie sich sagen, dass es immer Ihre Wehen bleiben, ganz unabhängig davon, ob Sie das Kind im Krankenhaus, im Geburtshaus oder zuhause bekommen.

> In jedem Fall sollten Sie sich eines verdeutlichen: Ihre Gefühle bleiben an keinem Ort auf der Strecke - das soll heißen: Sie werden sie überall haben, und es liegt auch an Ihnen, ihre eigenen Gefühle zu entfalten. Wenn Sie das tun, bleiben Außenstehende wirklich Außenstehende, von denen Sie sich nicht irritieren lassen müssen.

Funktionsweise des Wehenschreibers

Im Krankenhaus werden Sie an den Wehenschreiber angeschlossen. Anders als bei den letzten Besuchen in der gynäkologischen Praxis wird der Gurt des Wehenschreiber um den Bauch gespannt, während die Wehen in vollem Gang sind.

Warum Wehenschreiber?

Ein Wehenschreiber, im Fachjargon: Cardiotokograph (abgekürzt: CTG), schreibt kontiniuierlich die Herzfrequenz des Kindes und die Wehenfolge (bedingt auch die Wehenstärke) auf.
So können Gefahrenzustände für das Kind erkannt werden, zum Beispiel bei Nabelschnurkomplikationen.

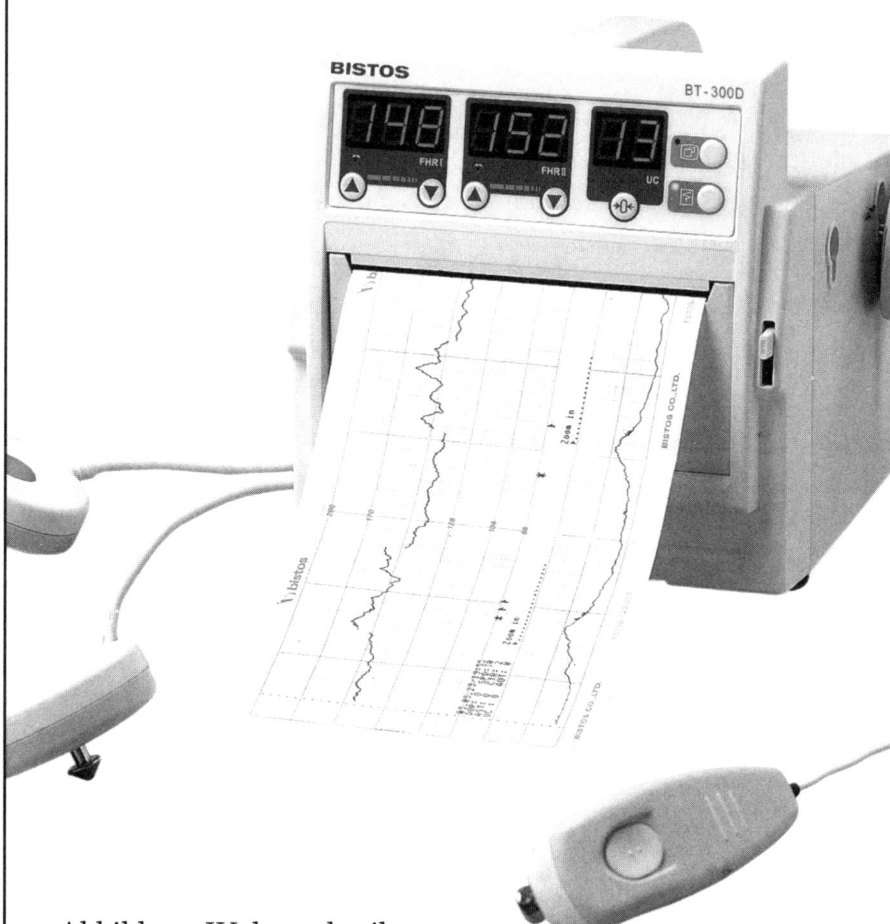

Abbildung Wehenschreiber

Der Wehenschreiber ist für viele Frauen eine echte Plage. Zum Glück gibt es mittlerweile viele Krankenhäuser, in denen man wenigstens stehen kann, während der Wehenschreiber seine Graphiken produziert. Eine Geißel der Zivilisation ist er dennoch nicht. Denn auch unter den Wehen ist es ein beruhigendes Gefühl, dass die Ärzte wissen, wie es dem Kind geht.
Und es ist erstaunlich, wie gut Kinder bei normalem Verlauf die Wehen wegstecken.

Lassen Sie sich nicht einschüchtern!

> Gehen Sie von der Normalität aus! Es gibt außer bei klaren medizinischen Hinweisen keinen Grund, während der Schwangerschaft zu denken, das Kind würde bei der Geburt Schaden davontragen.

Das Festsitzen am Wehenschreiber, das Tickern dieser Maschine, die Routine des Personals und Sie mittendrin: Stellen Sie sich weit vorher darauf ein, sich nicht einschüchtern zu lassen. *Sie* sind diejenige, die mit den Wehen umgehen muss, und es ist Ihre eigene Art, wie Sie damit umgehen. Gerade Ärzte mit wenig Routine müssen gesagt bekommen, dass sie mit ihren Spritzen und ihrer hektisch überdeckten Nervosität unerwünscht sind. Wenn Sie ohne schmerzlindernde Mittel durch die Geburt kommen wollen, ist es nötig, sich das vorher vorzunehmen und dann im Krankenhaus durchzuboxen. Dasselbe gilt für homöopathische Mittel. Wenn Sie diese wünschen, müssen Sie es genauso deutlich sagen wie wenn Sie einfach nur in Ruhe in einer selbst gewählten Stellung atmen wollen. Da es im Krankenhaus immer genug zu tun gibt, wird man Sie schnell und freudig in Ruhe lassen.

11. Kapitel: Wehenfördernde Mittel

Geburtseinleitung: Die künstlichen Wehen

Muss ein Kind genau am errechneten Geburtstermin zur Welt kommen?
Nur etwa 4 Prozent der Kinder werden am errechneten Termin geboren. Wenn das Kind vor der vollendeten 37. Woche zur Welt kommt, ist es eine Frühgeburt. Ab der 38. Woche (sie beginnt 3 Wochen vor dem errechneten Termin) bis zum Ende der 42. Woche (diese endet 2 Wochen nach dem errechneten Termin) spricht man von einer Termingeburt. Es wäre daher besser von einem Geburtszeitraum als von einem Geburtstermin zu sprechen. Sollte die Geburt bei Überschreiten des Termins um mehr als 10 Tage nicht in Gang kommen, können natürliche Methoden zur Muttermundreifung und zu einer sanften Wehenanregung versucht werden, damit das Kind bis spätestens zum 14. Tag nach dem Termin zur Welt kommt. Der Grund dafür ist, dass der Mutterkuchen nach größerer Terminüberschreitung rasch altert und seine Versorgungsleistung mit dem wachsenden Bedarf des Kindes nicht mehr mithalten kann.
Außerdem konnte wissenschaftlich nachgewiesen werden, dass Geburten später als 14 Tage nach dem Termin häufiger Komplikationen aufweisen als vorher.

Wann wird eine Geburt eingeleitet?

Bei einer Geburtseinleitung wird der Geburtsvorgang durch künstliche Wehenauslösung in Gang gesetzt. Jede Einleitung bedarf einer Indikation, eines medizinischen Grundes, da sie einen Eingriff in natürliche Vorgänge darstellt.

Indikationen, die eine Geburtseinleitung bedingen können, sind:

Vorzeitiger Blasensprung mit Infektionszeichen, schwere Gestosen („Schwangerschaftsvergiftung“), deutliche Terminüberschreitung, grünes Fruchtwasser, kindliche Wachstumsstörungen, auffällige kindliche Herztonmuster (CTG) oder per Ultraschall nachweisbare Nabelschnurdurchblutungsstörungen.

Wie wird eine Geburt eingeleitet?

Es gibt mehrere Möglichkeiten die Geburt einzuleiten. Das reicht über Prostaglandine, Wehentropf und Fruchtblasenöffnung bis zum ‘Wehencocktail’.

Prostaglandine

Ist der Gebärmutterhals noch unreif, das heißt von derber Konsistenz, und der Muttermund nicht oder nur wenig geöffnet, führt man in das hintere Scheidengewölbe oder in den Gebärmutterhalskanal eine Tablette, Zäpfchen oder Gel ein. Diese geben das Gewebshormon Prostaglandin ab und bewirken über viele Stunden, manchmal Tage eine langsame Veränderung des Gebärmutterhalsgewebes. Diesen Vorgang nennt man auch „Priming“ oder „Muttermundsreifung“. Ein Nebeneffekt dieses Vorganges ist, dass die Gebärmutter empfänglich für das körpereigene Hormon Oxytocin wird und damit die eigene Wehentätigkeit angeregt.

Die Wirkung verabreichter Prostaglandinpräparate ist nicht steuerbar, da keine angepasste Dosierung möglich ist. Einmal angewendet, kann die Wirkungsweise nicht mehr beeinflusst werden und es kann zu unnatürlich heftigen Wehen kommen.

Wehentropf

Grundsätzlich sorgt das Hormon Oxytocin für die emotionalen und physischen Kräfte, die man braucht, um ein Kind zu gebären, Geburtsschmerzen zu ertragen, aber auch wieder zu vergessen. Oxytocin wird im Hypothalamus (Region im Zwischenhirn) gebildet und im Hypophysenhinterlappen, der sogenannten Hirnanhangsdrüse, gespeichert. Es wird bei Bedarf durch einen Reflex ausgeschüttet und wirkt bei der Geburt auf die Muskulatur der Gebärmutter. Nach der Geburt hat es beispielsweise auch Einfluss auf die Rückbildung der Gebärmutter.

Als Medikament findet Oxytocin seine Anwendung routinemäßig in der klinischen Geburtshilfe als sogenannter „Wehentropf". Die Verabreichung erfolgt als Injektion (intravenös oder intramuskulär), in Tablettenform oder als Nasenspray. Am geburtsreifen Uterus löst Oxytocin Wehen aus. Der Tropf wird in eine Vene am Handrücken gelegt und lässt sich gut dosieren. Oft braucht die Gebärmutter nur einen kleinen Anstoß und erzeugt dann selber Wehen. Der Tropf wird dann abgehängt und die Geburt nimmt ihren natürlichen Verlauf.

Unter dem Wehentropf kann es manchmal zu unnatürlich heftigen Wehen kommen, die gegebenenfalls mit Wehenhemmern behandelt werden müssen.

Fruchtblasenöffnung

Die Fruchtblasenöffnung, die auch als Sprengung bezeichnet wird, ist eine weitere, allerdings nicht gängige Methode, Wehen auszulösen. Nach dem Sprengen der Fruchtblase drückt der Kopf des Kindes verstärkt auf den Beckenboden, was häufig Wehen in Gang setzt. Diese Methode ist allerdings nicht ohne Risiken, da das Kind ungeschützt liegt und damit ein großes Infektionsrisiko besteht.

Die geschlossene Fruchtblase gibt dem Ungeborenen Spielraum, da es seinen vom Wasser umgebenen Kopf leichter drehen und beugen kann, ein wichtiger Faktor beim Geburtsgeschehen. Bei einer Blasensprengung wird es in seiner Bewegungsfreiheit allerdings stark eingeschränkt und verkeilt sich unter Umständen im Beckeneingang. Das Sprengen der Fruchtblase sollte daher nicht mehr durchgeführt werden um die Geburt einzuleiten, sondern nur um die Wehen zu verstärken.

Alternative Methoden zur Wehenauslösung

Eingeleitete Geburten müssen nicht komplizierter verlaufen als natürliche Geburten. Ein Dammschnitt, die Anwendung von Zange oder Saugglocke kommen nicht häufiger vor. Das CTG-Gerät registriert keine heftigeren Kontraktionen als bei natürlichen Wehen.

Manchmal kann das Baby auch mit natürlichen Mitteln auf die Welt „gelockt“ werden, die beim geburtsbereiten Kind und reifem Muttermund erstaunlich gut wirken können. Wesentlich an diesen Methoden scheint vor allem, dass die Frau selbst etwas tun kann und durch die eigene Aktivität die Einheit mit ihrem Kind aufgeben kann.

Die natürlichen Methoden sind vielfältig:
Oft hilft einfach ein heißes Vollbad (eventuell mit Zusatz ätherischer Öle), ein langer Spaziergang, Treppensteigen oder ein Einlauf. Durch einen Einlauf mit warmem Wasser wird die Darmperistaltik angeregt und die Muskulatur der Gebärmutter reagiert durch diese Reizung mit verstärkten Kontraktionen. Ebenso kann man die Brustwarzen stimulieren, indem man sie mehrmals täglich etwa 1 Minute kräftig reibt und die Gebärmutter zu Kontraktionen anzutreiben versucht.
Auch Geschlechtsverkehr kann die Wehentätigkeit anregen, da in der Samenflüssigkeit des Mannes reichlich Prostaglandine vorhanden sind, die dann eine Muttermundreifung ermöglichen und somit die Gebärmutter für die Oxytocinwirkung empfänglich machen. Bekommt die Frau einen Orgasmus, führt dies zu Kontraktionen der Gebärmutter.

Eine besondere Wirkung zum Wehenauslösen wird dem sogenannten 'Wehencocktail' zugeschrieben:

'Wehencocktail'

4 Esslöffel Rizinusöl mit Orangen- oder Aprikosensaft,
1 Stange Zimt,
10 Nelken,
1 kleine Ingwerwurzel,
1 Esslöffel Verbenentee
Diese Zutaten werden mit einem Liter Wasser aufgefüllt.

Diese Mischung kann lauwarm den ganzen Tag über getrunken werden.

Es gibt auch weitere Rezepte, die einen geringen Anteil Alkohol enthalten. Die Hauptwirkung besteht in der abführenden Wirkung des Rizinusöls, das gleichzeitig auch die Gebärmuttermuskulatur anregt.

Eine Teemischung zu jeweils gleichen Teilen mit Himbeerblättern, Brombeerblättern, Scharfgabe, Eisenkraut, Kreuzkümmel, Wermutkraut und Frauenmantel, kann die Wehentätigkeit auf natürliche Art und Weise anregen, indem 4 Eßl. dieser Mischung mit einem Liter kochendem Wasser angesetzt werden, die über den Tag verteilt getrunken werden kann (weitere Möglichkeiten siehe Kapitel 4 „Natürliche Mittel aus der Apotheke").

12. Kapitel:
Die künstlichen Wehen

Elke Bauer hatte ja schon von einer Geburt mit Wehentropf erzählt. Der Wehentropf ist der Hauptheld in vielen Gruselstories. Das ist völlig unberechtigt und wahrscheinlich nur der zunehmenden Nervosität der Frauen geschuldet, wenn nichts vorangeht. Jedenfalls sagen viele Frauen, die mehrere Kinder zur Welt gebracht haben und sowohl ‘natürliche’ Wehen als auch solche mit Wehentropf kennen, dass die Unterschiede nicht so frappierend sind.

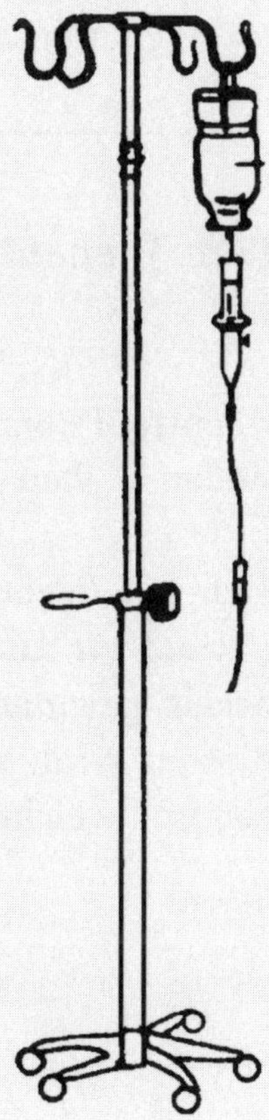

Abbildung Wehentropf

Was ist ein Wehentropf?

Ein Wehentropf wird neben das Bett der Schwangeren gerollt. An einer Stange ist das nebenstehend abgebildete Infusionsgerät befestigt. Die Infusion wird in der Armbeuge (der Nadelstich beim Legen der Infusion piekt wie eine Spritze) vorgenommen.

Medizinisch: Wehentropf

Ein Wehentropf - richtig indiziert - kann die Muttermundseröffnung fördern und den Geburtsverlauf verkürzen, indem Oxytocin intravenös verabreicht wird.

Wann ein Wehentropf?

Der Wehentropf kommt immer dann ins Spiel, wenn die natürlich einsetzenden Wehen nicht ausreichen, um den Muttermund zu öffnen.

Sollte sich ein Wehentropf also nicht vermeiden lassen, gibt es keinen Grund zur Aufregung. Sie können sogar an Ruhe und Überschaubarkeit gewinnen und die Zeit, während der Wehentropf angeschlossen wird, nutzen, um zu sagen, welche Hilfsmittel Sie wünschen und welche nicht.

13. Kapitel: Schmerzlindernde Mittel im Krankenhaus

Es gibt mehrere Möglichkeiten, den Wehenschmerz im Krankenhaus zu lindern. Die gebräuchlichsten Methoden sind hier vorgestellt. Bis auf die alternativen Methoden, wie sie aus der traditionellen chinesischen Medizin bekannt sind, ist bei allen anderen mit Nebenwirkungen zu rechnen. Ihr Einsatz ist immer eine Sache der Abwägung.

Periduralanästhesie

Im Wirbelkanal, geschützt durch Fett, Hirnhäute, Hirnwasser und die Wirbelkörper verläuft das Rückenmark. Es zieht vom Gehirn in Richtung Steißbein. Auf jeder Wirbelkörperhöhe verlassen Nervenwurzeln das Rückenmark und treten zu beiden Seiten aus der Wirbelsäule heraus. Diese versorgen auf der jeweiligen Höhe den Körper sensibel und motorisch. Hier verlaufen auch die schmerzleitenden Bahnen, die die Bauchdecke, die Gebärmutter, die Scheide, den Damm und die Blase versorgen. Unter örtlicher Betäubung wird zwischen die Wirbelkörper in der Nähe des Rückenmarks (in den Periduralraum) ein sehr dünner und flexibler Katheter eingelegt, über den Lokalanästhetika (LA) gespritzt werden, die zu einer Blockade der austretenden Nervenwurzeln führen (Blockade der Schmerzleitung). Je nach Menge und Konzentration des Lokalanästhetikums kann die Ausbreitungshöhe variiert werden.
Während der Eröffnungsperiode wird eine Schmerzausschaltung im Lendenwirbelbereich bis Bauchnabelhöhe erwünscht, die nicht auf die das Kreuzbein betreffende (die sogenannten sacralen) Wurzeln wirkt. Dadurch kann sich das Kind gut in den Geburtskanal einstellen (für die Rotation, also das korrekte Eintreten des Kindes in den Geburtskanal, wird Muskeltonus benötigt). Im weiteren

Geburtsverlauf werden häufig über den liegenden Katheter Lokalanästhetika nachgespritzt, damit sich die Betäubung für die Austreibungsperiode auch auf die sacralen Anteile erstreckt. Damit werden auch die Nervenwurzeln blockiert, die aus dem Kreuzbein austreten und die tieferliegenden Anteile des Geburtskanals sensibel versorgen.

Diese komplizierte Methode der Analgesie wird in der Regel von einem erfahrenen Anästhesisten durchgeführt. Bei bekannter Überempfindlichkeit gegen Lokalanästhetika, bei Blutgerinnungsstörungen, lokaler Infektion (z.B. Gürtelrose am Punktionsort oder in der Nähe) sowie bei krankhaften Veränderungen der Wirbelsäule darf die PDA nicht durchgeführt werden.

Eine der gravierendsten Komplikationen der PDA liegt in einem möglichen Blutdruckabfall der Mutter. Zu diesem kann es kommen, da neben dem Blockieren der Nervenwurzeln, die das Rückenmark verlassen, auch Nerven betroffen sein können, die in örtlicher Nähe verlaufen und zum sogenannten autonomen Nervensystem gezählt werden, dem Sympatikus. Wird dieser in ausgedehntem Maße mitbetäubt, kommt es zu einer Weitstellung der Gefäße und das Blut 'versackt'. Dadurch nehmen die Gefäße mehr Blut auf und es steht somit nicht für den Kreislauf zur Verfügung. Dies ist nicht nur für die Mutter gefährlich, sondern auch für das Kind, da es zu einem Ansäuern des kindlichen Blutes kommen kann und in Folge dessen auch zu einem Verlangsamen des Herzschlages (Bradycardie). Um all dem vorzubeugen, gibt man der Mutter eine halbe bis eine Stunde vor Anlegen der PDA über eine Venenkanüle Volumenersatzmittel, außerdem kann man dem Blutdruckabfall mit Medikamenten entgenwirken, die den Gefäßtonus erhöhen, ohne den Blutfluss zum Kind zu beeinflussen.

Auswirkungen auf den Geburtsverlauf durch die PDA sind eine vorübergehende schwächere Wehentätigkeit für ca. 10 bis 40 Minuten direkt nach dem Einspritzen des Betäubungsmittels.

Die Eröffnungsperiode wird wohl eher verkürzt, besonders bei Hyperaktivität der Gebärmutter können die Kontraktionen rhyth-

mischer ablaufen. Bei primärer Wehenschwäche ist die Gabe von wehenfördernden Mitteln (Oxytocin) ohne Schmerz für die Mutter möglich. Die Auswirkungen auf die Austreibungsperiode werden in Bezug auf die Länge kontrovers diskutiert.
Die Geburt kann somit stressfreier verlaufen, was nicht nur für die Mutter, sondern auch für das Baby wichtig sein kann.
Diskussionen gibt es des weiteren über das gehäufte Auftreten von nachgeburtlichen Rückenschmerzen. Durchschnittlich liegen diese ohne PDA bei einer Häufigkeit von 10,5 % versus mit PDA bei 18 %.
Grundsätzlich ist die Bruststillung nicht beeinträchtigt, oftmals sogar verbessert.

Allerdings ist die Frau durch diese Methode den Geburtshelfern völlig ausgeliefert und spürt in ihrem Unterleib entweder überhaupt nichts oder nur ein leichtes Spannungsgefühl. Auch die Mitarbeit beim Pressen im letzten Geburtsabschnitt ist durch die teilweise Ausschaltung der Bauchdeckenmuskulatur beeinträchtigt. Die Frau drückt auf Kommando ihr Kind aus dem Körper, ohne diesen Vorgang körperlich empfinden zu können. Zum Teil ist daher auch bei einem Teil der Fälle eine Entwicklung des Kindes mit der Saugglocke oder geburtshilflichen Löffeln erforderlich.

Pethidin

Besondere Vorsicht gilt bei der Anwendung von Pethidin (Dolantin®), das auf das zentrale Nervensystem wirkt. Die opiumähnliche Substanz wird in den Gesäßmuskel gespritzt und wirkt innerhalb von zehn Minuten gegen die Schmerzen im Bauch. Der Effekt lässt sich als „berauschend“, aber auch „benebelnd“ beschreiben, da die Kontraktionen in der Gebärmutter nicht mehr aktiv erlebt und daher beeinflusst werden können. Weitere Nebenwirkungen bestehen in der Beeinträchtigung der Wehentätigkeit, auch Übelkeit kann auftreten. Dieses Schmerzmittel kann sich besonders gefährlich für das Kind auswirken, da es seinen Herzschlag erheblich beeinträchtigen kann.

Wird das Medikament weniger als zwei bis drei Stunden vor der Geburt injiziert, kann das Kind auch nach der Geburt Probleme mit der Atmung bekommen, so dass sogar eine künstliche Beatmung notwendig werden könnte. Zudem können „Pethidin-Babys" noch tagelang schläfrig und trinkfaul sein. Falls Pethidin erst kurz vor der Geburt gegeben wurde, ist der Effekt auf das Neugeborene nur sehr gering.

Andere Medikamente mit einer ähnlichen schmerzstillenden Wirkung wie Pethidin sind Diamorphin oder Fentanyl, die unter Umständen sogar noch stärker wirken können. Bisher ist Pethidin das einzige Mittel, das auch durch Hebammen verabreicht werden darf.

Entonox

Entonox ist ein Gasgemisch, das aus 50 Prozent Sauerstoff und 50 Prozent Lachgas (N_20) besteht. Das Einatmen des Gemisches erfolgt durch eine Maske oder ein Mundstück.

Die schmerzlindernde Wirkung setzt sehr schnell ein, da Entonox sich rasch in den Lungenbläschen verteilt und dort an das Blut abgegeben wird, das es zum Gehirn transportiert. Leider hält die schmerzlinderne Wirkung nur kurz an, da gleich nach Beenden der Gaszufuhr N_20 genauso schnell wieder 'abgeatmet' wird. Lachgas kann Benommenheit oder auch kurzfristig Übelkeit auslösen.
Der Vorteil dieser Methode liegt darin, dass sie jederzeit während der Geburt angewendet werden kann. Allerdings kann der Schmerz nur gemindert und nicht vollständig beseitigt werden kann.

Die beste Wirkung wird durch das Einatmen zum richtigen Zeitpunkt erreicht. Man sollte mit dem Einatmen des Gases beginnen, sobald man den Beginn einer Wehe verspürt, um den vollen Effekt beim Höhepunkt des Wehenschmerzes zu erzielen. Entonox sollte nicht zwischen den Wehen oder zu lange ohne Unterbrechung benutzt werden, da sonst Schwindelgefühle auftreten können.
Bei korrekter Anwendung schadet das Gas Mutter und Kind nicht. Wichtig ist, dass während der Kindsentwicklung, also mindestens 10 bis 20 Atemzüge vor Abnabelung, reiner Sauerstoff eingeatmet wird, damit es nicht zu einer Sauerstoffunterversorgung der Mutter oder des Kindes kommt.

Der Vorgänger von Entonox war die Narkose mit Chloroform (später Chloräthyl). Chloräthyl, wie auch Lachgas, nimmt nicht die Schmerzen, sondern trübt den Verstand - das bringt viele Frauen mehr aus dem Rhythmus als es hilft.

Pudendusblockade

Diese lokale Betäubungsart wird eingesetzt, um den letzten großen Schmerz in der Austreibungsphase, wenn sich das Köpfchen durch die Scheide schiebt, auszuschalten. Von der Scheide her wird das Anästhetikum in die Gegend der Sitzbeinhöcker injiziert. So betäuben sie den Nerv, der den Schmerz zwischen Scheidenausgang und After weiterleitet. Häufig wird zusätzlich eine Damminfiltration durchgeführt, da die Pudendusblockade die Dammgegend nicht ausreichend betäubt. Dabei wird ein lokal wirkendes Betäubungsmittel fächerförmig in das Dammgewebe gespritzt, um es vor dem Nähen eines Scheidendammschnitts schmerzunempfindlich zu machen.

Nebenwirkungen treten bei der Blockade des Pudendusnerv nicht auf, allerdings kann die Betäubung das Geburtserlebnis beeinträchtigen. Eine Pudendusblockade kann notwendig werden, wenn das Kind mit der Saugglocke oder Zange geholt werden muss.

Alternative Methoden zur Schmerztherapie

Die traditionelle chinesische Medizin (TCM) ist ein eigenständiges heilkundliches Konzept, das durch viele Gelehrte in China über den Zeitraum von 2000 Jahren entwickelt worden ist. Die funktionale Betrachtungsweise der traditionellen chinesischen Medizin verhält sich komplementär zu der mehr qualitativ-stofflich orientierten westlichen Medizin. Die traditionelle chinesische Medizin hat aufgrund ihrer eigenen theoretischen Grundlagen eine eigenständige Diagnostik und Therapie entwickelt. Krankheit wird als Disharmonie der Organfunktionsweisen bzw. einem Missverhältnis von Yin und Yang interpretiert. Mit folgenden Heilverfahren wird versucht, wieder ein Gleichgewicht herzustellen:

Beratung in der Lebensführung
Ernährungslehre
Arzneimitteltherapie
Akupunktur
Tai Chi, Qi Gong

Schon lange ist bekannt, dass Schmerzzustände mit Akupunktur gut zu behandeln sind. Seit ca. 20 Jahren hat sich die Akupunktur zur Geburtserleichterung auch in Deutschland etabliert. Viele Hebammen und Ärzte wenden Akupunktur in der Schwangerschaft und zur Geburtserleichterung an. Um diese Methoden zu erlernen, werden verschiedene Zusatzausbildungen angeboten (für Ärzte eine 100 Stunden umfassende Ausbildung, für Hebammen eine 40 Stunden umfassende Ausbildung für Akupunktur). Die Akupunktur kann bei allen Patientinnen angewendet werden, die der Methode aufgeschlossen gegenüber stehen, die in den zu punktierenden Hautarealen keine lokalen Infektionen und keine Blutgerinnungsstörungen haben. Bei Patientinnen, die zu niedrigem

Blutdruck neigen, ist man eher zurückhaltend, da unter der Behandlung der Druck abfallen kann.

Akupunktur kann Kontraktionen der Gebärmutter auslösen, daher wird mit der Behandlung zur Sicherheit erst zu einem geburtsreifen Zeitpunkt begonnen, das heißt in der 36. Schwangerschaftswoche. Bei einem häufig angewendeten Schema zur Geburtsvorbereitung findet einmal wöchentlich eine Sitzung statt, bei der jeweils drei Punkte am Unterschenkel und am Fuß genadelt werden, sogenannte Sehnenpunkte. Die Nadeln werden angelegt und bleiben eine viertel bis halbe Stunde liegen, wobei die Schwangere sich ruhig halten muss. Durch diese Behandlung kommt es zu einer Lockerung der Muskulatur, die Eröffnungsperiode wird verkürzt und erleichtert. Die Mütter empfinden die Phasen zwischen den Wehen entspannender und können somit mehr Kraft sammeln. In der 40. Schwangerschaftswoche wird ein zusätzlicher Punkt genadelt, der wehenfördernd wirkt. Unter der Geburt können auch andere Punkte genadelt werden, die die akuten Schmerzen lindern. Häufig ist dieses jedoch schwierig, weil es einer Schwangeren unter Wehenschmerz schwerfällt, ruhig liegen zu bleiben.
Für die Akupunktur als schmerzlindernde Methode sprechen die Ergebnisse einer Studie aus Schweden: Von den teilnehmenden 180 Frauen wurde die Hälfte während der Geburt mit Akupunktur behandelt, die andere Hälfte nicht. Nur 14 % der Frauen ohne Akupunktur kamen ohne Schmerzmittel aus, wohingegen 58 % der Frauen mit Akupunktur auf Schmerzmittel unter der Geburt verzichten konnten. Nebenwirkungen traten durch die Akupunkturbehandlung nicht auf.
Anders als bei einer Medikamentenbehandlung ist diese Methode schonend für die Mutter und keine Beeinträchtigung für das Kind.

14. Kapitel: Durchstehen ohne medizinische Hilfsmittel

Es genügt ein Gedankenspiel. Was könnte es bedeuten, die Geburt ganz ohne Hilfsmittel zu überstehen?
Eine Geburt ist keine Prüfung. Niemand gibt hinterher eine Bewertung ab. Was Sie während der Geburt erleben, tragen Sie danach ganz allein mit sich herum. Wenn Sie auf alle Hilfen verzichten, machen Sie das auch ganz allein für sich selber.
Sich etwas 'beweisen' zu wollen, ist dabei keine Stütze während der Wehen.
Das Gedankenspiel klinkt sich am besten zu dem Zeitpunkt ein, zu dem andere Leute eine Rolle während der Wehen zu übernehmen beginnen. Die Überlegung ist ja, was Ihnen am ehesten Erleichterung verschafft. Ist es für Sie immerhin denkbar, dass es die größte Erleichterung bringt, alles einfach mit sich selber 'auszumachen'?

Kein Märtyrertum!

Mit Märtyrertum hat das nichts zu tun. Die Entscheidung, auf sämtliche medizinische Hilfsmittel zu verzichten, entspringt vielmehr der Annahme, die Geburt psychisch ausgewogener zu bewältigen, als wenn Sie sich selbst beim Warten und Hoffen auf Hilfen, denen Sie ohnehin nicht ganz trauen, verlieren.

Ein Wort zum Tempo von Geburten

Für Frauen, die noch kein Kind bekommen haben, klingt es oft reizvoll, wenn sie von Geburten hören, die ganz schnell über die Bühne gegangen sind. Die Gefahr einer schnellen Geburt besteht für

die Schwangere darin, mit ihren Gefühlen dem Tempo nicht hinterherzukommen.
Diesen wichtigen Punkt können sich die Frauen, die das erste Kind erwarten und auf Hilfsmittel verzichten wollen, vor Augen halten - das macht Mut.
Wer so auf sich horchen kann, dass er ein langsames Tempo akzeptiert, ist zu jedem Zeitpunkt erlebnisfähig.

Der praktische Umgang mit den Wehen

Es ist gut, wenn Sie selber Ihre Atmung als ruhig empfinden. Lassen Sie sich nicht verwirren, wenn jemand Sie zu ruhigerer Atmung auffordert. Das Tempo des Atmens kann für Sie ausreichend ruhig sein und ihr persönliches Maximum an Ruhe bedeuten.

ATMUNG IST DAS WICHTIGSTE!
Sie hilft:
- ruhig zu werden
- sich mit sich selbst beschäftigen zu können
- sich nach innen zu orientieren
- zu wissen, dass nach einer Anzahl von Atemzügen die Wehe überstanden ist

Zum Schmerz hinatmen

ZUM SCHMERZ HINATMEN!

Für diejenigen Frauen, die ohne Hilfsmittel auskommen wollen, ist Atmung sehr wichtig. Dazu gibt es viele Kurse zur Geburtsvorbereitung. Wer diese nicht besuchen will, muss vor allem eines beherzigen:

So widernatürlich es klingt, wenn man sich eigentlich verkrampfen würde oder krümmen möchte - genau das Gegenteil zu tun, ist das Richtige.
Die Haltung, die Sie einnehmen, muss genau für Sie passend sein; machen Sie nichts, was Ihnen nicht zusagt. Für viele Frauen bringt die unten abgebildete Haltung große Erleichterung.

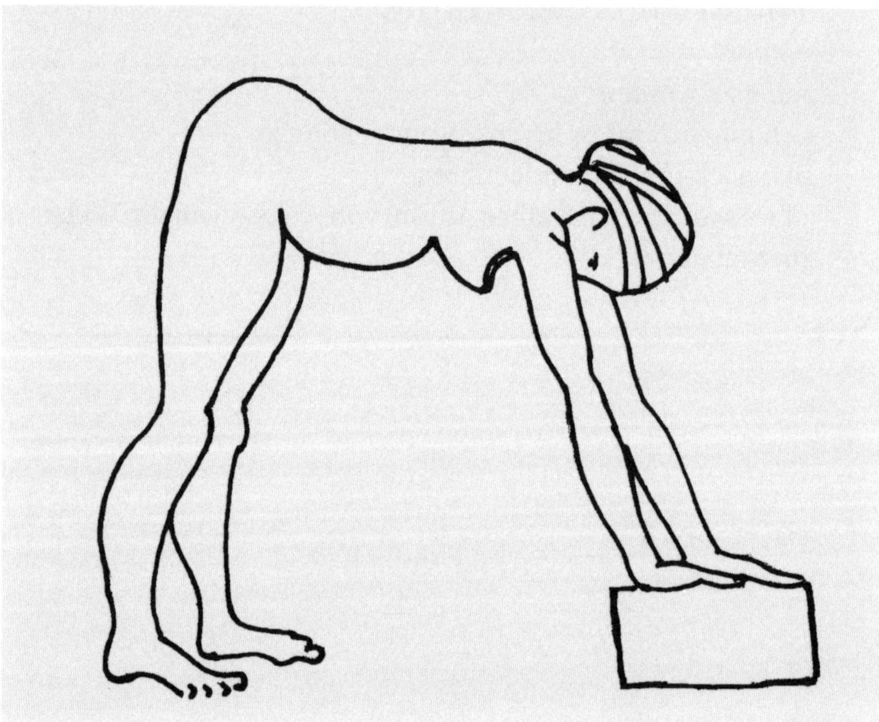

Ein Blick in die Kulturgeschichte der Geburt gibt Aufschluss darüber, wie auch einige Frauen in anderen Jahrhunderten instiktiv nichts anderes als das Vernünftige taten.
Eva Labouvie schreibt zu Frauen, die ohne Hilfe bei der Geburt waren:

> *„...Selbst alleingebärende Frauen, denen keine Hilfen und Handreichungen anderer Frauen zur Verfügung standen, nutzten das Bett in ihrer Kammer zunächst nur als Ruhelager zum Überstehen der Wehen oder als Polsterung für die eigentliche Geburtsarbeit, die in der Hocke, im Stehen oder kniend erfolgte."*

Der „Stand der Dinge"

Ein großes Problem der Geburtshilfe war, dass es nicht üblich war, dass Ärzte oder Hebammen während einer Wehe die Öffnung des Muttermundes prüften. Das führte zu katastrophalen Fehlentscheidungen.

Für viele Frauen ist es allerdings eine besondere Last, wenn noch während einer Wehe „der Stand der Dinge" überprüft wird. Es reißt sie völlig aus dem eigenen Rhythmus heraus. Und es ist schwer, danach wieder zur persönlichen Nervenstärke zurückzufinden. Doch die Wehenpause kann nach dieser absolut notwendigen Störung genutzt werden.

Wehenpause

In der Wehenpause sollte man sich anlehnen, vom Partner halten lassen, Ruhe gewinnen und Kräfte sammeln.

Die Physiotherapeutin und Ethnologin Lieselotte Kuntner empfiehlt in ihrem Buch “Die Gebärhaltung der Frau” sich hin- bzw. aufzusetzen:

> *„Dem richtigen Verhalten in der Wehenpause wird große Bedeutung zugemessen. Da im Sitzen die Rippen aus ihrer Ausatemstellung heraus größere Bewegungsmöglichkeiten haben als im Liegen, werden die Atembewegungen auch in der Wehenpause erleichtert und sind besser imstande, das erforderliche Atemminutenvolumen zu leisten.”*

Was interessiert mich das Gerede der anderen!

Um sich gut auf das Atmen konzentrieren zu können, gilt eine wirksame Regel: Den Gesprächen der anderen Anwesenden nicht zuhören und sich durch nichts irritieren lassen! Das klingt in vielen Lebenslagen lächerlich, nicht aber während der Wehen: Was hat Sie das Gerede der anderen zu interessieren? Sie sind diejenige, die die Wehen hat und das Kind kriegt. Niemand, der um sie herumsteht, ist ein Hellseher und kennt den weiteren Verlauf. Vertrauen Sie darauf, dass die medizinischen Entscheidungen letztlich alle richtig getroffen werden.
Es gibt schließlich von vielen unkomplizierten Geburten zwei Geschichten: Die eine, wie es wirklich verlaufen ist, und die andere, wie sie Ärzte oder Ärztinnen sich gedacht haben.

Was für Maßnahmenkataloge sich Frauen schon angehört haben! Und ohne dass ein medizinisches Schwergewicht aufgefahren werden musste, war, eh es sich einer versah, das Kind schon auf der Welt. Gerade Ärztinnen oder Ärzte ohne das richtige Fingerspitzengefühl zählen gern ihre ganzen medizinischen Möglichkeiten auf und halten sich dann doch erstaunlich im Hintergrund. Solange keine wirklichen Entscheidungen anstehen, kann es also sehr sinnvoll sein, den Nebengesprächen keine Bedeutung zu schenken.

Ruhe und Anteilnahme

Ohne Hilfsmittel die Wehen überstehen zu wollen, heißt natürlich nicht ohne Hilfe von anderen. Alle, die Ruhe und Anteilnahme oder eines von beidem ausstrahlen, sind für viele Frauen eine große Stütze.
Ein Hilfsanker kann auch der Gedanke sein, dass Wehen akute Schmerzen sind und auf jeden Fall nach einem begrenzten Zeitraum aufhören. Die reinen, unbeeinflussten Wehen können ihre Funktionen voll übernehmen - nämlich der Schwangeren und ihren HelferInnen klare Hinweise geben, wie weit die Geburt ist und was zu tun ist.

Die Entscheidung für das „Durchstehen ohne medizinische Hilfsmittel" könnte sich darüber hinaus davon leiten lassen, dass viele Frauen diffuse Schmerzen eher scheuen als konkret zu benennende Schmerzen.

Schmerzäußerungen

Diejenigen, denen es hilft, dass sie bei Schmerzen sagen können: „Es tut weh!" - die haben mit diesem Satz schon mal einen Halt unter der Geburt.

Das Stöhnen und Schreien 'trägt' viele Frauen über die Wehen hin. Es hat also nicht nur etwas mit den tatsächlichen Schmerzen zu tun. Wenn die Lautstärke nicht mehr hilft, sondern sogar ablenkt, ist es gar kein Problem, die Lautstärke zu senken. Es gibt kaum Frauen, die das nicht selber unter Kontrolle haben und einfach das tun, was ihnen am meisten hilft.
Michel Odent, seit den 70er Jahren ein bekannter Geburtsmediziner und Buchautor aus Frankreich, hat die Angst vor Schreien und Stöhnen in Bezug zur Anwesenheit der Männer gesetzt. Die Sorge der Männer um die Frauen habe dazu geführt, dass ständig nach

medizinischen Höchstleistungen gefragt werde. Männer stünden dem 'Fallenlassen' der Frauen befremdet gegenüber. Diese Reaktion spürten die Frauen und würden auf eine kontraproduktiv wirkende Rationalität zurückgeworfen.
Solche Überlegungen haben natürlich einen sehr komplizierten Hintergrund, weil sie das Geschlechterverhältnis verallgemeinernd unter die Lupe nehmen.
Da in diesem Buch ja durchweg ein individueller Ansatz verfolgt wird, bleibt von den vielen diskutierenswerten Überlegungen Michel Odents hier vor allem übrig, über die Beziehung zum Partner nachzudenken. Sollte das Ergebnis sein, dass ihr Partner nicht zu negativ wirkenden Hemmungen beiträgt, so gibt es für das Stöhnen unter den Wehen einen ganz schlichten Leitfaden:

Der persönliche 'Geräuschpegel'

> Es geht dabei nicht um Selbstdisziplin und 'Zusammenreißen'. Es geht darum, den Schmerz anzunehmen, ihn zu akzeptieren. Sich 'Fallenlassen' kann dabei genauso stören wie helfen. Jede Frau hat ihr persönliches Empfinden, was sie braucht, um die Geburt so hinzunehmen, wie sie eben verläuft.

15. Kapitel: Auf dem Weg in den Kreißsaal

Der Weg in den Kreißsaal ist eine oft unterschätzte Phase während der Wehen. Die unter medizinisch sinnvollen Aspekten vorgenommene Einteilung der Geburt in Eröffnungs-, Austreibungs- und Nachgeburtsphase spiegelt ja nicht die Empfindungen der Frauen wider. Für viele ist der Weg in den Kreißsaal - oder die Phase kurz vor den Presswehen - eine Phase der Unsicherheit, die nicht übergangen werden sollte.
Aus juristischer Sicht haben die Ärzte eine Aufklärungspflicht.

> Die Aufklärungspflicht umfasst auch die Erklärung der vom Arzt geplanten Maßnahmen und gegebenfalls, welche verschiedenen Methoden zur Verfügung stehen sowie deren Vor- und Nachteile sowie Nutzen, Risiken und Nachwirkungen dieser Behandlungsmöglichkeiten.

Phase der Unsicherheit

Es ist zu dem Zeitpunkt, zu dem es auf die Geburt zugeht, zwar so, dass viele Frauen schon einige Stunden der Unsicherheit hinter sich haben. Dennoch haben die meisten Gebärenden ein Gespür dafür, dass es erst ab jetzt ganz unsicher ist, wie die Geburt verlaufen wird.

Gehen oder Liegen?

Wie die Frauen in den Kreißsaal kommen -das heißt, ob sie gehen oder liegen- hängt natürlich zum einen vom bisherigen

Geburtsverlauf ab sowie davon, wie fest das Kind im Becken ist. Zum anderen hängt es von den Gepflogenheiten in dem Krankenhaus ab, in dem sie entbinden. Was letztlich das Richtige für jede einzelne Frau ist, weiß man tatsächlich erst hinterher. Gemeint sind hier nicht medizinische Überlegungen, denen in dieser Phase der Geburt am besten Folge zu leisten ist.

Sollte die Wahl für Sie bestehen, ob Sie gehen oder liegen können, sollten Sie folgendes überlegen:

> Wobei können Sie Anspannungen abbauen? Wenn Sie etwas erlebt haben, das Sie eventuell überfordert hat: Legen Sie sich dann hin oder halten Sie sich extra in Bewegung?
>
> Wollen Sie sich ganz auf Ihren Körper konzentrieren? Können Sie das im Liegen besser?
> Wollen Sie sich bis zur letzten Wehe auf Ihre Atmung konzentrieren?
>
> Ist Gehen eine willkommene Ablenkung?
> Können Sie sich unter Schmerzen bewegen?

Fragen Sie im Krankenhaus, von wo nach wo Sie wie zu gelangen haben! Bilden Sie sich vor der Geburt eine Meinung dazu, wie Sie sich im Krankenhaus fortbewegen wollen. Diese Meinung können Sie ja während der Geburt problemlos wieder umwerfen.

Diese Vorüberlegungen haben vor allem dann Sinn, wenn sich Ängste vor den Presswehen (siehe Kapitel 17) auftürmen.

16. Kapitel: Der geplante Kaiserschnitt

Immer mehr Frauen entscheiden sich für einen Kaiserschnitt, um nicht unter den Geburtsschmerzen leiden zu müssen. Das ist zu Zeiten, in denen die meisten Schmerzen mit Medikamenten bekämpft werden können, nicht erstaunlich.
Jede Frau überlegt es sich natürlich gründlich, ob sie sich einer Operation unterziehen sollte.

In Deutschland werden 15 bis 20 Prozent der Schwangerschaften durch einen Kaiserschnitt, medizinisch als *sectio* bezeichnet, beendet. Diese Zahl ist unter anderem darauf zurückzuführen, dass in rein medizinische Entscheidungen auch Argumente einfließen, die mit Regressen zu tun haben. In den USA ist die Rate der Regresse um so niedriger, je höher die Sectiofrequenz ist. Für die Ärzte ist es sehr viel einfacher, eine Geburt schnell durch einen Kaiserschnitt zu beenden.

Aus Sicht der Anästhesistin

Aus Sicht der Anästhesistin stellt sich der Kaiserschnitt folgendermaßen dar:

> Die bevorzugte Anästhesie beim Kaiserschnitt ist eindeutig die Sectio-PDA. Sie unterscheidet sich im Grundsatz nicht von der PDA, die für die Schmerztherapie unter der Geburt angelegt wird. Nur die Konzentrationen und Mengen des lokalen Betäubungsmittels sind anders, in der Regel höher dosiert.
> Eine andere Möglichkeit ist die Spinalanästhesie (SPA). Sie ist dem Prinzip der Schmerzausschaltung bei der PDA sehr ähnlich. Die Methode ist in ihrer Durchführung wesentlich ein-

facher als die PDA und somit schneller zu legen, auch ist die Schmerzausschaltung meist komplett (auch die motorische Ausschaltung) und innerhalb kürzester Zeit vorhanden. Bei der Spinalanästhesie wird mit einer sehr dünnen Nadel die das Rückenmark umgebende weiche Hirnhaut durchstochen und das Lokalanästhetikum in den mit Hirnwasser gefüllten Raum gespritzt.

Das Risiko eines Blutdruckabfalles ist jedoch bei der Spinalanästhesie ein wenig größer; dem kann aber durch die schon beschriebenen Infusionen entgegengewirkt werden.

Bei primärer Sectio (also einem Kaiserschnitt) kommt es auch sehr häufig zur Anwendung einer Spinalanästhesie, nicht zuletzt, weil sich durch die Schnelligkeit, Einfachheit und durch die höhere Zuverlässigkeit des Verfahrens Vorteile für die Patientin, aber auch für den Operationsablauf bieten.

Die PDA wird sehr häufig bei einer Sectio angewendet, die in der Folge zum Beispiel eines Geburtsstillstandes vorgenommen wird und bei der der Periduralkatheter schon vor der Sectio zur Schmerztherapie gelegt wurde.

Wenn es sehr schnell gehen muss, weil Mutter oder Kind in lebensbedrohender Gefahr sind, ist die Allgemeinanästhesie die beste Methode, weil sie die schnellstmögliche Methode der Schmerzausschaltung ist.

Bei geplantem Kaiserschnitt ist werdenden Müttern eindeutig von der Narkose abzuraten, da die Narkosemittel über die Plazenta auf das Kind übergehen und zu einer Depression des Kindes führen kann (Depression bedeutet hier, dass das Kind schlaff ist, eine schlechtere Atmung bis hin zu Beatmungspflichtigkeit hat u.a.). Außerdem können Narkosegrade dazu führen, dass sich die Gebärmutter nicht richtig kontrahiert und es so zu Blutungen kommen kann. Beim Beginn einer Vollnarkose besteht für die Mutter durch den hohen Druck im Bauchraum (das Kind nimmt viel Platz ein) das Risiko, Magensäfte in die Lunge zu bekommen (die sogenannte Aspiration).

Des weiteren erlebt die Mutter die Geburt nicht mit und wird für einen gewissen Zeitraum vom Kind getrennt, da sie sich nach dem Eingriff noch ca. eine Stunde im Aufwachraum befindet und das Kind meist in den Kreißsaal gebracht wird (erschwertes Bonding zwischen Mutter und Kind, fremdes Gefühl gegenüber dem Kind).
Ein weiterer Nachteil ist der Wundschmerz, der ohne eine Regionalanästhesie, also nach einer Vollnarkose, sehr stark ist und meist mit Medikamenten (Opiaten) behandelt werden muss, so dass ein gewisser Zeitraum zwischen der Gabe von Schmerzmitteln und erstem Stillen einzuhalten nötig ist. All dies macht deutlich, dass die Vollnarkose der Notfallsituation vorbehalten bleiben sollte.

Juristische Aspekte beim Kaiserschnitt

Die ärztliche Behandlung erfüllt nach ständiger Rechtsprechung den Tatbestand der Körperverletzung nach § 223 StGB. Erst dann, wenn die Patientin in die Behandlung einwilligt, wird die rechtswidrige Körperverletzung zur legalen Behandlung.

Die Einwilligung ist jedoch nur dann wirksam, wenn die Patientin vor Beginn der Behandlung umfassend aufgeklärt wurde.

Erst wenn die Patientin weiß, was auf sie zukommt, kann sie sich eine eigene umfassende Meinung von der bevorstehenden Maßnahme bilden, Nutzen und Risiken abwägen und sich aus freien Stücken für oder gegen den Eingriff entscheiden.
Der Umfang der Aufklärungspflicht wird durch die Fähigkeit

der Patientin bestimmt, Auswirkung und Tragweite der Behandlung zu verstehen.

Über Risiken und Nebenfolgen der Behandlung ist insoweit aufzuklären, als ein durchschnittlich verständiger Patient eine Aufklärung gerade über diese Risiken erwarten würde, da sie in besonderem Maße ins Gewicht fallen würden.
Unterlässt der Arzt eine umfassende Aufklärung, ist die Einwilligung der Patientin unwirksam. Auch ohne Sorgfaltspflichtverletzung liegt dann ein Behandlungsfehler vor. Schadensersatz- und Schmerzensgeldforderungen können jedoch nur dann erfolgreich geltend gemacht werden, wenn sich ein eingetretener Schaden als kausale Folge einer unterlassenen oder einer unzureichenden Aufklärung erweist.

Aufklärungsgespräche müssen Ärzte persönlich führen. Es genügt nicht, das Gespräch durch eine Schwester vornehmen zu lassen oder ganz darauf zu verzichten und der Patientin einen vorformulierten Aufklärungsbogen auszuhändigen. Im persönlichen Gespräch sind über typische Gefahren und die eventuellen Folgen aufzuklären. Die Aufklärung hat sich auch auf seltene Risiken zu erstrecken, wenn diese im Falle ihrer Verwirklichung das Leben der Patientin schwer zu belasten geeignet sind. Über diese Risiken muss aufgeklärt werden, auch wenn sie selten vorkommen, aber bei genau diesem Eingriff ein spezifisches Risiko und für den Laien überraschend sind.
Eine Standardaufklärung gibt es nicht. Der Arzt muss vielmehr individuell auf jede Patientin, deren medizinische und persönliche Eigenheiten, eingehen.

Nach dem persönlichen Gespräch muss die Patientin in der Lage sein, die bevorstehende Behandlung bezüglich aller Vor- und Nachteile abzuschätzen und eine Entscheidung über die Durchführung zu treffen.

Bei der Entbindung stellt sich oft die Frage, zu welchem Zeitpunkt eine Aufklärung über mögliche Komplikationen und dann erforderliche Eingriffe, wie zum Beispiel einen unter Umständen notwendigen Kaiserschnitt, vorgenommen werden sollte.
Bei normalem Schwangerschaftsverlauf, unauffälligen anatomischen Verhältnissen einschließlich der Lage des Kindes ist vom Arzt sicherlich nicht zu verlangen, dass er gleichsam prophylaktisch über alle denkbaren Komplikationen im Voraus aufklärt. Andererseits kann es bisweilen fraglich sein, ob die Patientin in der Entbindungssituation im Kreißsaal noch in ausreichendem Maße in der Lage ist, mit dem Arzt ein “Aufklärungsgespräch” zu führen, dass den rechtlichen Anforderungen genügt.
Hier hängt vieles vom Einzelfall ab und ob bzw. welche Alternativen überhaupt zur Verfügung stehen.

Vielfach wird man mangels Alternative auch von einem mutmaßlichen Einverständnis ausgehen können, wenn die Patientin sich nicht mehr in einem vollständig “einsichtsfähigen” Zustand befindet.
Zu berücksichtigen ist hier zudem, dass bei dieser Frage nicht nur das Verhältnis Arzt und werdende Mutter eine Rolle spielt, sondern beide auch für das Wohlergehen des Ungeborenen einzustehen haben.

Würde sich etwa die Patientin weigern, einen Kaiserschnitt durchführen zu lassen, obwohl dies unter Umständen die einzige verbleibende Möglichkeit ist, das Kind gesund auf die Welt zu bringen, könnte sie sich in verschiedener Hinsicht, zum Beispiel wegen unterlassener Hilfeleistung, strafbar machen.
Der Arzt hingegen, der gegen den Willen der Schwangeren einen Kaiserschnitt durchführt, befindet sich strafrechtlich im sogenannten rechtfertigenden Notstand.

Indikationen für einen Kaiserschnitt

Es gibt medizinische Indikationen, die einen Kaiserschnitt unausweichlich machen.

- -Darunter sind bestimmte Kindslagen - es gibt Schädellagen, die gebärunfähig oder zu risikoreich, sind, aber sehr selten vorkommen (Stirnlage, hintere Scheitelbeineinstellung, mentoposteriore Gesichtslage). Bei 94 von 100 Schwangeren liegt die gebärgünstige Hinterhauptlage vor.
- -Völliges Vorliegen der Plazenta (Placenta praevia)
- -Beckenendlage - kaum ein Arzt, eine Ärztin lernt heute noch, bei Beckenendlage eine normale Geburt durchzuführen.
- -Mehrlingsschwangerschaften werden heute fast überall durch Kaiserschnitt beendet.
  Wenn das erste Kind mit dem Kopf nach unten in Schädellage liegt, kann man lange suchen - und Ärzte und Ärztinnen finden, die die Zwillinge vaginal entbinden.

Aus Angst vor der Geburt einen Kaiserschnitt zu planen, bedarf es einer individuellen Checkliste. Sie sollte möglichst objektiv angefertigt werden. Die folgenden Hintergrundinformationen können dabei helfen. Und sie sollen der medizinischen Seite, die Ihr Arzt/Ihre Ärztin mit Ihnen bespricht, noch andere Facetten hinzufügen.

Der Begriff Kaiserschnitt

Der Begriff Kaiserschnitt ist eine Lehnübersetzung aus dem Mittellatein. Wegen lautlicher Ähnlichkeiten zwischen dem lateinischen *caedere* "herausschneiden" und mit dem davon abgeleiteten *caesum* und dem Namen Caesar, bei dem man das C wie ein K aussprach, wurde ein Zusammenhang zwischen Caesar und caedere gesehen. Doch die daraus entwickelte Meinung, der römi-sche Herrscher Caesar sei selber ein Kaiserschnittkind gewesen, ist ein Irrtum, weil der Name Caesar nicht von dem Wort „caesum" kommt. Doch weil dieser Irrtum sich hielt, benannte man die Methode nach der historischen Person Caesar (daher heißt im Englischen der Kaiserschnitt *Caesarean*)

Historisches zum Kaiserschnitt

Der Kaiserschnitt hat eine wechselvolle Geschichte hinter sich. Erst im 15. Jahrhundert hat er als Operation eine Rolle übernommen. Vorher wurde er bei verstorbenen Schwangeren angewendet, um das Kind herauszuholen und getrennt begraben zu können. Die anatomischen Kenntnisse, die dabei erworben wurden, stellten die Grundlage für die ersten Kaiserschnitte unter der Geburt, bei denen versucht wurde, das Leben des Kindes zu retten. Sollten die Frauen die Kraft und Möglichkeit gehabt haben, in einen Kaiserschnitt einzuwilligen, dann taten sie dies in dem Wissen, ihn nicht zu überleben. Die Situation war dann bereits verfahren; die Hebammen hatten aufgegeben, etwa, weil die Wehenschwäche nicht überwunden werden konnte oder auch, weil das Kind nicht gedreht werden konnte. Erst ab Beginn des 19. Jahrhunderts gab es überhaupt die Aussicht, einen Kaiserschnitt zu überleben, und Ende des 19. Jahrhunderts starben 5 Prozent der Frauen beim Kaiserschnitt.

In den Zeiten, in denen an medizinische Hilfen für die Mutter nicht einmal gedacht werden konnte, existierten religiöse oder quasi-religiöse Anschauungen, aus denen die Idee erwuchs, eine normale Geburt sei 'schmutzig'. Deswegen könnten göttliche, erhöhte Wesen nicht derart auf die Welt gekommen sein - der Kaiserschnitt hat in den Mythen um Götter seinen Platz. Ein sehr eindrückliches Beispiel dafür ist der Mythos um Phöbus Apoll, den Gott der Heil- und Dichtkunst, der Musik und der Weissagung, und seiner

Geliebten Koronis, die die Mutter des Äskulap ist.
Der Geburt des Äskulap hat sich Ovid in den Metamorphosen dichterisch angenommen:

> *„Als Phöbus die Brust der Geliebten mit Wohlgerüchen besprengt hat, für die sie nicht mehr danken kann, als er sie umarmt und ihr, was ihr noch nicht gebührt hätte, in gebührender Weise erwiesen hat, da bringt er es nicht über sich, dass auch sein Same zu Asche werde, sondern entreißt seinen Sohn den Flammen und dem Leib der Mutter und bringt ihn zur Höhle des zweigestaltigen Chiron."*

Chiron ist der Erzieher des so dramatisch geborenen Äskulap. Äskulap wird der Gott der Heilkunst, sein Stab mit der sich nach oben windenden Schlange ist bis heute das Symbol der Ärzte und Apotheker.

Bevor man heutzutage diese Mythen abtut und sich der schnöden Krankenhausrealität stellt, kann die Frage sinnvoll sein, ob der Kaiserschnitt einfach den Traum der 'sauberen' Geburt erfüllen soll.

Ebenso ist die Frage nach dem Wunsch, narkotisiert zu werden, zu stellen. Schreckt Sie der Gedanke, Ihres vollen Bewusstseins beraubt zu werden? Oder klingt das nach Erleichterung?
Sich den Verlauf einer Geburt per Kaiserschnitt deutlich zu machen, ist der praktische Baustein auf dem Weg zu einer Entscheidung.

Ablauf im Krankenhaus: Chronologie eines geplanten Kaiserschnitts

Einen Tag vor der Operation: Voruntersuchungen und Vorbereitungen im Krankenhaus (Blutabnahme, CTG etc.; Rasur ab Nabel abwärts), fakultativ Einlauf

Am Tag der Operation: CTG, Überstreifen des OP-Hemds, im Kreißsaal auf den OP-Tisch, Legen der Braunüle

Abdecken des Bauches mit sterilen Tüchern, Einpinseln mit Desinfektionsmitteln

Katheter für die Harnblase

Operationsdauer insgesamt: ca. 30 Minuten; nach den ersten 5 bis 10 Minuten ist das Kind geboren und wird von der Hebamme und dem Kinderarzt versorgt

Nach der Geburt: Entfernung des Mutterkuchens, Verschließen von Gebärmutter und Muskulatur, Nähen der Haut.

So routinemäßig das klingt, so viel Routine hat das Personal im Krankenhaus selbstverständlich heutzutage beim Kaiserschnitt. Jede Ärztin, jeder Arzt informiert gern und genau über den Ablauf eines Kaiserschnitts.

Häufig wird vom „sanften" Kaiserschnitt gesprochen. Damit ist eine moderne, weiterentwickelte Operationstechnik gemeint. Es werden anders als früher einige der Gewebeschichten nicht mehr geschnitten, sondern gedehnt. Dadurch sind weniger Nähte erforderlich, kürzere Operationszeiten und schnellere Erholung sind die Folge. Nachdem das Kind geholt und untersucht wurde, bekommt es im allgemeinen der Partner auf den Arm, bis die Operation abgeschlossen ist und das Kind zur Mutter kann.

Kaiserschnitt auf Wunsch

Die Beweggründe für einen Kaiserschnitt auf Wunsch sind natürlich vielfältig. Nicht wenige Frauen befürworten einen Kaiserschnitt aus Sorge vor den Wehen. Einserseits sind die medizinischen Risiken kalkulierbarer geworden, andererseits spielt aber auch das steigende Alter der Erstgebärenden in die Entscheidung hinein. Sogenannte Risikoschwangerschaften sind häufiger. Zudem scheint es so zu sein, dass die Frauen über 30 und über 40 die Wehen mehr fürchten als Frauen zwischen 20 und 30. Jüngere Frauen haben mehr Zutrauen zu ihrem Körper - vor allem jedoch lassen sie mehr auf sich zukommen. Das entspricht ganz der jeweiligen Lebensphase, in der man sich befindet.
Natürlich beschäftigt der Kaiserschnitt auf Wunsch auch Fachleute, die weit weg von den Frauen tätig sind. Das hat seinen Grund in den Rechtsstreitigkeiten, die sich um Geburten herum eingebürgert haben.

Pro: Eine Geschichte vom Kaiserschnitt auf Wunsch

Stephanie Keller erzählt von ihrem Kaiserschnitt auf Wunsch:

> *„Natürliche Geburt" – so soll es sein. Zumindest steht das in den meisten Schwangerschafts-/Geburtsbüchern und wird von (fast) der gesamten Ärzteschaft propagiert. Glaubt man den FrauenärztInnen und Kliniken, muss das Geburtserlebnis*

das schönste im Leben für Mutter und Kind sein. Ein Kaiserschnitt hingegen ist furchtbar unnatürlich und leider immer noch verpönt. Dies zeigen auch die stolzen Angaben über eine niedrige Kaiserschnittrate vieler Krankenhäuser.
Ohne groß zu überlegen, war mir von Anfang an klar, dass eine natürliche Geburt für mich nicht in Frage kommt. Ich konnte und wollte mir einfach nicht vorstellen, wie so ein Riesenbaby „da unten“ bei mir durchpassen sollte. Dabei bin ich weder „zart besaitet“ noch sonst ein Angsthase im täglichen Leben. Und da ich von Geburt an an einer leichten Stressinkontinenz (wenn die Blase sehr voll ist und ich niesen muss, geht meist etwas Urin ab) leide, war dies noch ein Argument mehr. Nicht zuletzt all die Horrorgeschichten die mir in meinem Bekanntenkreis zu Ohren kamen, bestätigten mich in meinem Entschluss: ... “24 Stunden lag ich in den Wehen“ ...“sie musste mit der Saugglocke geholt werden – und hatte ziemlich lange einen total verformten Schädel“...“Er hatte leider bei der Geburt zu wenig Sauerstoff bekommen, deshalb hat er eine leichte Behinderung“ ...und bei manchen Geburtsstories: ...“Sie mussten dann leider doch am Ende einen Kaiserschnitt machen“ etc. etc.
Muss ich mir und meinem Kind eine solche Tortur im 3. Jahrtausend antun? Nein, also auf dieses Geburtserlebnis kann ich gut verzichten. Letztlich hat sich mein Entschluss zu einem Kaiserschnitt auch durch meine medizinischen Recherchen im Internet gefestigt. (Im Übrigen habe ich keine Seite aus Deutschland gefunden, lediglich in den USA und in der Schweiz bin ich fündig geworden).
Die Vorteile für das Kind sind bei einem Kaiserschnitt ganz erheblich, denn hierbei ist die geringste Sterblichkeit zu verzeichnen, es treten keine Schädigungen und weniger Infektionen auf. Der einzige Nachteil eines Kaiserschnitts für das Kind ist, dass mehr Adaptionsprobleme auftreten, d.h. das Kind muss vorübergehend (meist nicht mal einen Tag) überwacht werden, es besteht aber absolut keine

Lebensgefahr. Die Vorteile für die Mutter sind ebenfalls ganz erheblich, meist werden aber die folgenden Themen tabuisiert: Deutlich weniger Probleme mit ungewolltem Urin- und Stuhlverlust, weniger Schmerzen und oft besseres Gefühl beim Geschlechtsverkehr und keine Spätschäden des Beckenbodens. Leicht erhöhte Sterblichkeit (bezieht sich auf Notfallkaiserschnitt), erhöhtes Risiko von Plazentatiefsitz bei späteren Schwangerschaften, etwas erhöhtes Risiko für Infektionen.

Gewappnet mit diesen Argumenten ging ich in die Untersuchung zur Geburtsvorbereitung in die Klinik. Nachdem die medizinische Untersuchung schon abgeschlossen war, wagte ich die Frage nach einem geplanten Kaiserschnitt. Da musste ich feststellen, dass der Patientenwille absolut keinen Stellenwert hat. Im Gegenteil, nur auf mein Insistieren und das Vorbringen meiner Stressinkontinenz kam überhaupt ein Gespräch zu diesem Thema zustande. Auch zwei weitere Ärzte, die gerufen wurden, hielten mir nur die Nachteile eines Kaiserschnitts vor und wie unmöglich es sei, sich einen Kaiserschnitt zu wünschen. „Wir sind doch nicht in Amerika“ war auch eine Aussage. Aber ich ließ nicht locker und nachdem sie letzlich den Leiter der Geburtsabteilung zu Rate zogen und auch er mir nicht garantieren konnte, dass das mit der Stressinkontinenz nach der Geburt zumindest nicht schlechter sein würde, akzeptierten sie meinen Wunsch nach einem Kaiserschnitt. Ohne diese Indikation hätte mich zumindest diese Klinik zur „natürlichen Geburt verdammt“.

Offensichtlich habe ich als Frau und künftige Mutter in Deutschland nicht das Recht die Geburtsart, die mir und meinem Wertesystem entspricht, zu wählen.

Würden die Männer unsere Kinder zur Welt bringen - ob sie sich dann auch gegen den medizinischen Fortschritt und für die Schmerzen und das Risiko für sich und ihr Kind entscheiden würden?

Strittige Folgen des Kaiserschnitts

Natürlich gibt es auch andere, negative Erfahrungen nach einem Kaiserschnitt auf Wunsch. Es bleibt die Frage: Hätte ich es nicht doch auf natürliche Art schaffen können?

Die Gefahr, dass Ärzte unter der Geburt eher zu oft als zu selten einen Kaiserschnitt vornehmen, ist gegeben (wobei die weitaus meisten ÄrztInnen, die menschlich der Geburtshilfe gewachsen sind, einen Kaiserschnitt zu verhindern suchen, auch, weil erfahrene Operateure zusätzlich Schnittverletzungen beim Kind fürchten). Die Gefühle nach einer Kaiserschnittgeburt fallen nicht mehr in den Arbeitsbereich der Geburtsmediziner; die Frauen stehen damit allein da. Mütter, die nicht auf einen Kaiserschnitt vorbereitet waren, leiden hinterher oftmals unter einem Gefühl des 'leeren Bauches' und wünschen sich für ein eventuell nächstes Kind eine 'normale' Geburt. Das Argument der Gefahr von Inkontinenz zählt für sie nicht. Langzeitstudien an Frauen, die nie geboren haben, beweisen zudem, dass sie ab einem bestimmten Alter ebenfalls und genauso unter Inkontinenz leiden wie Frauen, die Kinder bekommen haben. Demnach würde ein Kaiserschnitt Inkontinenz nicht verhindern. Manchmal tritt Inkontinenz schon während der Schwangerschaft auf. Zwar ist das unkontrollierte Abgehen von etwas Urin beim Niesen und Husten, bisweilen auch beim Rennen, ein Grund für ein unwohles Gefühl. Nach der Schwangerschaft jedoch kann man dagegen mit Gymnastik viel tun.

Natürlich sind das alles Streitfälle, die jeder so auslegt, wie es sich in sein Weltbild am besten fügt. Letztlich kann und muss jede Frau für sich entscheiden. Oft kann man ja vortrefflich selbst einschätzen, ob man psychisch oder physisch einem Kaiserschnitt gewachsen ist, wie an dem Bericht von Stephanie Keller überzeugend zu erkennen war.

Tabelle: Wehen oder Kaiserschnitt: Vor- und Nachteile

Folgende Tabelle versucht, über die 'weichen' Faktoren, über die Vorteile und Nachteile der Geburtsmethoden Auskunft zu geben.

	Vorteile Wehen	***Nachteile Wehen***
für das Kind	Eventuell: Kein 'plötzlicher' Geburtsschreck? Die Wehen als gute Vorbereitung auf die Welt?	Stress während der Wehen
für die Mutter	Die Freude nach der Geburt, sie erlebt zu haben. Geringe körperliche Beeinträchtigung nach der Geburt - wenn die Wehen vorbei sind, sind sie vorbei	Eventuell: Traumatisches Schmerzerleben während der Wehen Gefühl der Ohnmacht
	Vorteile Geburt durch Kaiserschnitt	***Nachteile Geburt durch Kaiserschnitt***
für das Kind	Keine Nöte während der Wehen	Eventuell: Schreck durch 'plötzliches' Geholtwerden in die grelle, laute Welt eines Operationssaales?
für die Mutter	Vor der Geburt keine Angst vor Wehen	Vorgaukeln auch eines programmierbaren Lebens mit dem Kind; eventuell schlechtere Vorbereitung auf die Unwägbarkeiten des Mutterseins

Auf das sexuelle Empfinden der Frau hat es keinen Einfluss, Kinder auf normalen Wegen bekommen zu haben. Zum einen ist ohnehin das ganzheitliche Körperempfinden entscheidend, zum anderen bewirkt eine tägliche Rückbildungsgymnastik die Wiederherstellung. Das ist also kein Grund für einen Kaiserschnitt.
Im Jahr 2004 veröffentlichte Studien haben ergeben, dass es einen Zusammenhang zwischen einem Kaiserschnitt und der Gefahr von Fehlgeburten bei weiteren Schwangerschaften gibt. Sollten Sie lediglich ein Kind wollen, spielt das also keine Rolle, im anderen Falle ist dieses Risiko abzuwägen.

Contra Kaiserschnitt auf Wunsch

Die Meinung eines Gynäkologen - Dr. med. Nikolaus Herbst sagt:

„Die Zahl der Kaiserschnitte ist in Deutschland für mein Empfinden erschreckend hoch. Viele Ärzte ziehen einen Kaiserschnitt einer vaginalen Entbindung aus Angst vor Regressen vor.
Noch unverständlicher ist mir, dass die notwendige Geduld von Müttern und Geburtshelfern einfach nicht mehr aufgebracht wird. In meinen langen Berufsjahren als Gynäkologe und Chefarzt im Krankenhaus konnte ich nahezu alles, was eine Entbindung besser gestalten kann, durchsetzen.
Das einzige, was ich nicht durchsetzen konnte, war ein Sectio-OP im Kreißsaalbereich. Dadurch hätte der Zeitpunkt, zu dem die Entscheidung für einen Kaiserschnitt gefallen wäre, weiter nach hinten verschoben werden können. Das Bemühen, Geburten ohne einen Kaiserschnitt zu beenden, wäre damit gestiegen.

Das Argument der gefürchteten Inkontinenz als Spätfolge einer vaginalen Geburt ist nicht stichhaltig, da nachweislich zwischen Inkontinenz und Gebären kein Zusammenhang besteht. Sogar Frauen, die nie Verkehr hatten, können unter Inkontinenz leiden.
Ich zweifle nach all meinen Berufsjahren nicht an der Selbstverständlichkeit und Richtigkeit der vaginalen Geburt mit dem natürlichen Geburtserlebnis als dem Entbindungsmodus der ersten Wahl."

Ein paar Entscheidungshilfen

Sollte die Angst vor den Wehen der Grund sein, der Sie zu einem Kaiserschnitt tendieren lässt, könnten Ihnen folgende Abwägungen bei der Entscheidung behilflich sein:

Pro

Wie wichtig ist Ihnen eine saubere Geburt? Haben Sie die Sorge, unter Wehen auf die Toilette geschickt zu werden?

Stört Sie die ungewisse Chronologie einer Geburt? Fühlen Sie sich sicherer, wenn die ÄrztInnen alles vorbereiten?

Beruhigt es Sie, wenn der Geburtstermin feststeht? Möchten Sie abends ins Bett gehen und wissen, welchen Termin Sie am nächsten Tag haben?

Fügen Sie alle Fragen an, aufgrund derer Sie zu einem Kaiserschnitt aus Angst vor der Unplanbarkeit der Wehen neigen.

Contra

Hätten Sie in einer anderen Lebensphase anders entschieden? Kontrollieren Sie Ihren Körper heute stärker als früher?

Würde es Ihnen genügen, wenn Sie die Geburt zu einem verabredeten Tag einleiten lassen?

Stört Sie der Kontrollverlust durch Narkose nicht? Haben Sie eher Angst vor Ihren Reaktionen auf die Wehen?

Die Beantwortung dieser Fragen könnte Ihre Entscheidung dafür oder dagegen auf weitaus festere Füße stellen. Denn auf Ihre eigene Überzeugtheit pro oder contra Kaiserschnitt auf Wunsch kommt es schließlich vor allem anderen an.

17. Kapitel: Presswehen

Die Presswehen unterscheiden sich von den vorhergehenden Wehen durch das Gefühl, unbedingt pressen zu wollen. Oft soll die erste Presswehe noch nicht zum Pressen genutzt werden, um dann sozusagen mit voller Kraft die zweite Presswehe nutzen zu können.

Aktives Mitmachen

Die Presswehen sind es, die in den Büchern zur Vorbereitung auf Geburten wieder etwas genauer erwähnt sind. Für diese Wehen gibt es wieder Worte, sie existieren im Wortschatz, weil sie mit aktivem Mitmachen verbunden werden.

In zahlreichen Büchern werden die Bräuche von 'Naturvölkern' bei den Geburten behandelt. In der Ratgeberliteratur wollen die Autoren und Autorinnen dann oft auf eine bestimmte Geburtsmethode hinaus, die sie selber bevorzugen. Damit sollte man vorsichtig umgehen. Interessant sind deswegen häufig sachliche Berichte oder wissenschaftliche Studien.
Isidor Solowjow hat 1910 von den Sitten der Aleuten, einem Volk, das auf einer Inselkette zwischen der sibirischen Kamtschatka-Halbinsel und dem westlichsten Gebiet Alaskas lebt, erzählt:

> *„Wenn die Zeit gekommen ist, wird die Frau die ganze Zeit zum Tätigsein angespornt. Wenn sie anfängt, Schmerz zu empfinden, wird sie um die Mitte ihres Unterleibes gebunden, damit das Baby danach treten kann. Wenn die Frau sagt, dass ihr Schmerz wächst, setzt man sie auf Moos, und hinter sie setzt sich die Hebamme und hält mit ihren Händen die Hüften der Frau, dann stößt die Frau das Baby heraus."*

Von dem Volk der Iatmul in Papua Neuguinea berichtet die Ethnologin Florence Weiss, dass sich um die Schwangere, bei der die Wehen eingesetzt haben, vier bis acht Frauen versammeln. Am wichtigsten sind Mutter, Schwiegermutter und Schwestern. Die Schwangere ist die ganze Zeit während der Wehen aktiv. Bei den Presswehen geht sie mit aufrechtem Oberkörper und gestreckten Armen auf die Knie. Eine andere Frau hält sie fest und presst sich fest gegen ihren Rücken. In der Wehenpause wird der Bauch der Gebärenden immer wieder massiert. Ist das Kind heraus, massiert wiederum eine Frau den Bauch, um so die Nachgeburt herauszubefördern.

Gebärhaltungen aus anderen Kulturen

Die ältesten Geburtsdarstellungen der Welt stammen aus dem 6. Jahrtausend vor Christus. Sie zeigen Frauen in einer stehenden Gebärhaltung. Abbildungen aus der Antike weisen andere Körperhaltungen während der Geburt auf, die sich nach der Form des Beckens der Frau und nach der Kindslage richteten. In Europa wurde jahrhundertelang in halbsitzender Haltung geboren, erst vor ca. 120 Jahren hat sich die Rückenlage eingebürgert.

In vielen außereuropäischen Kulturen haben sich Traditionen durchgesetzt, die bei Krankenhausentbindungen im heutigen Deutschland wahrscheinlich kaum gängig werden dürften. Dennoch geben diese Gebärhaltungen die Phantasie beflügelnde Anregungen. Einige sehr eindrückliche Positionen sind im folgenden abgebildet (es sind Nachzeichnungen nach Lieselotte Kuntner, der schon zitierten Ethnologin und Physiotherapeutin):

Gebären in den Armen des Mannes, der auch nackt ist wie die Gebärende (bei den Irokesen).

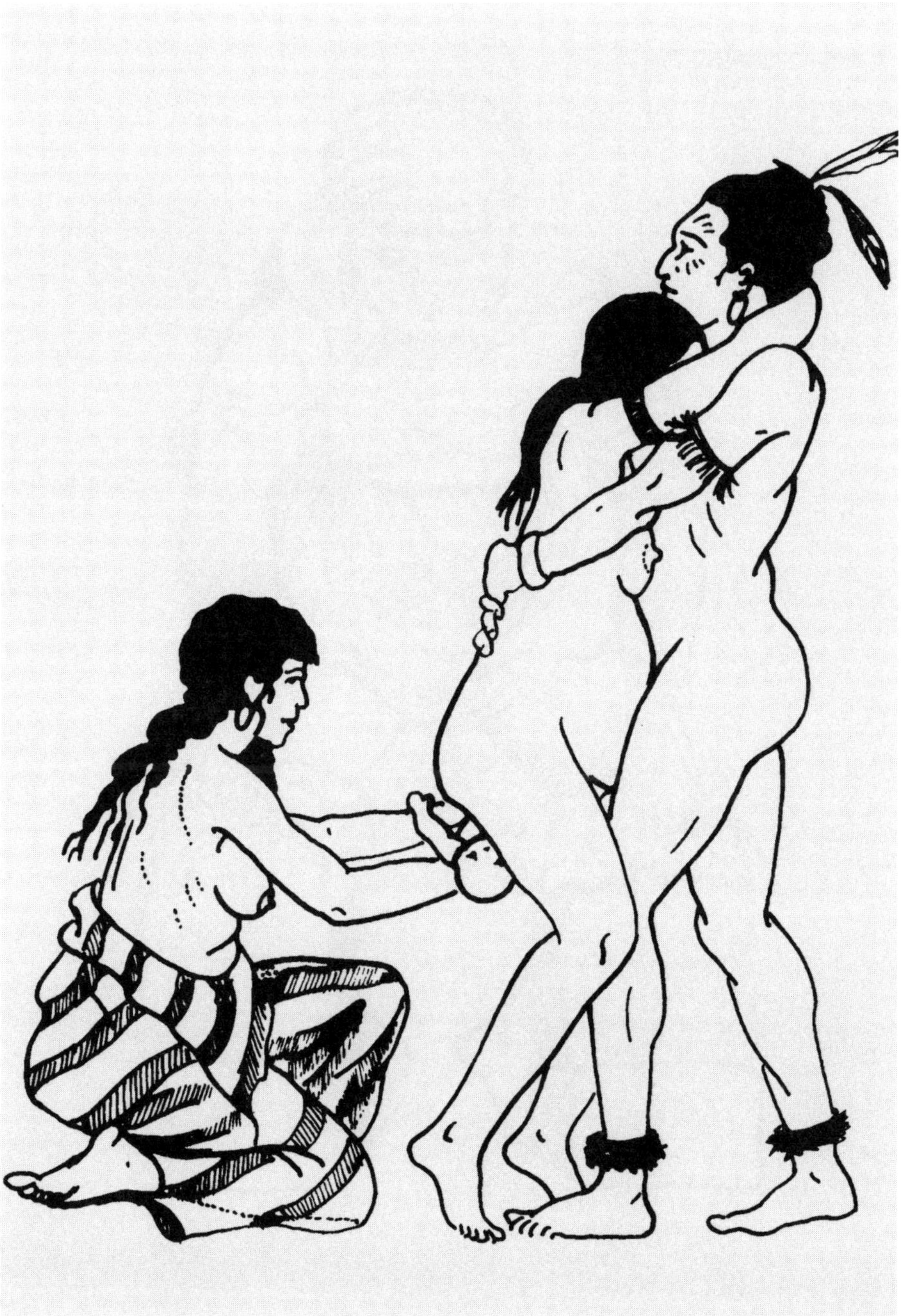

Die Gebärende kniet auf zwei Steinblöcken (Abbildung einer Perserin).

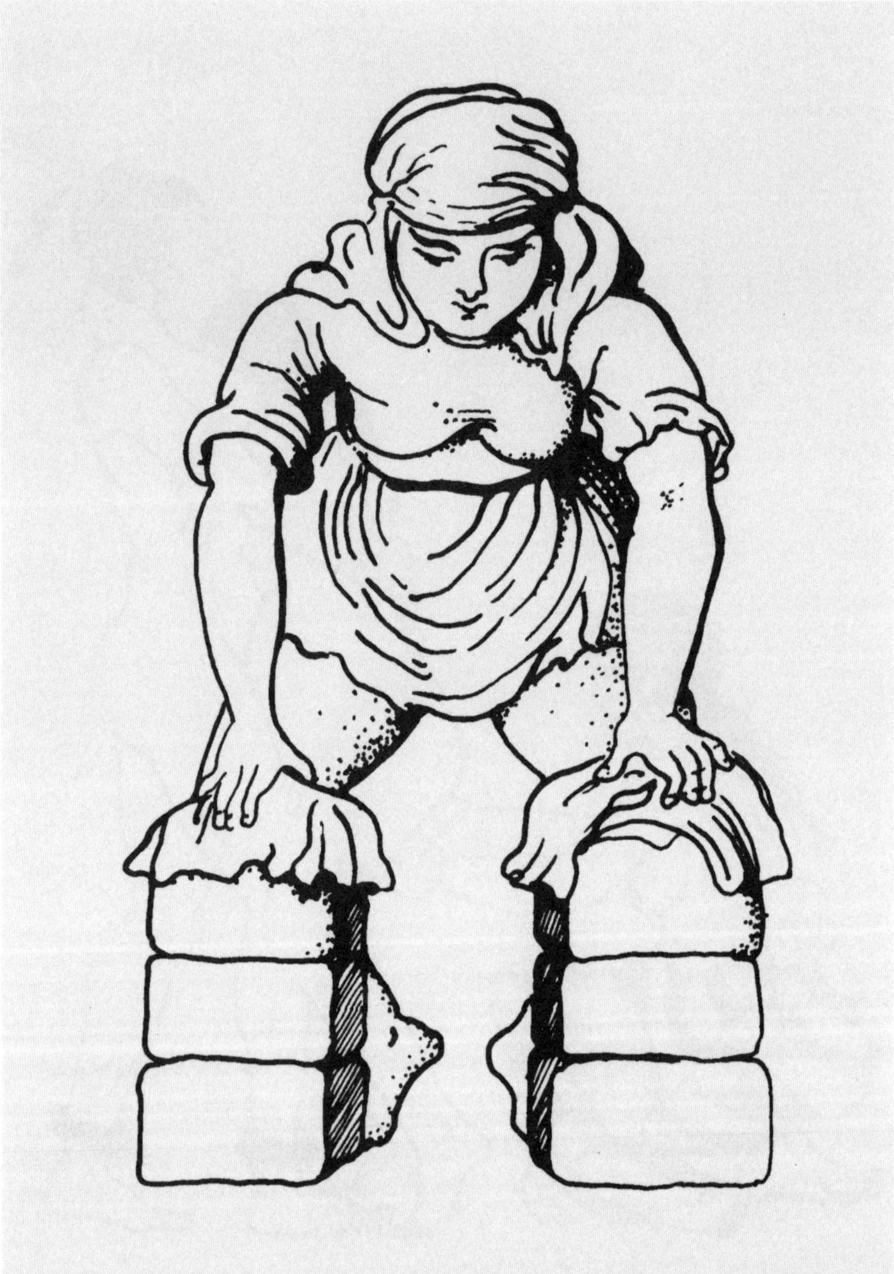

Die Gebärende befindet sich halbstehend in der Hängematte (bei den Ornok).

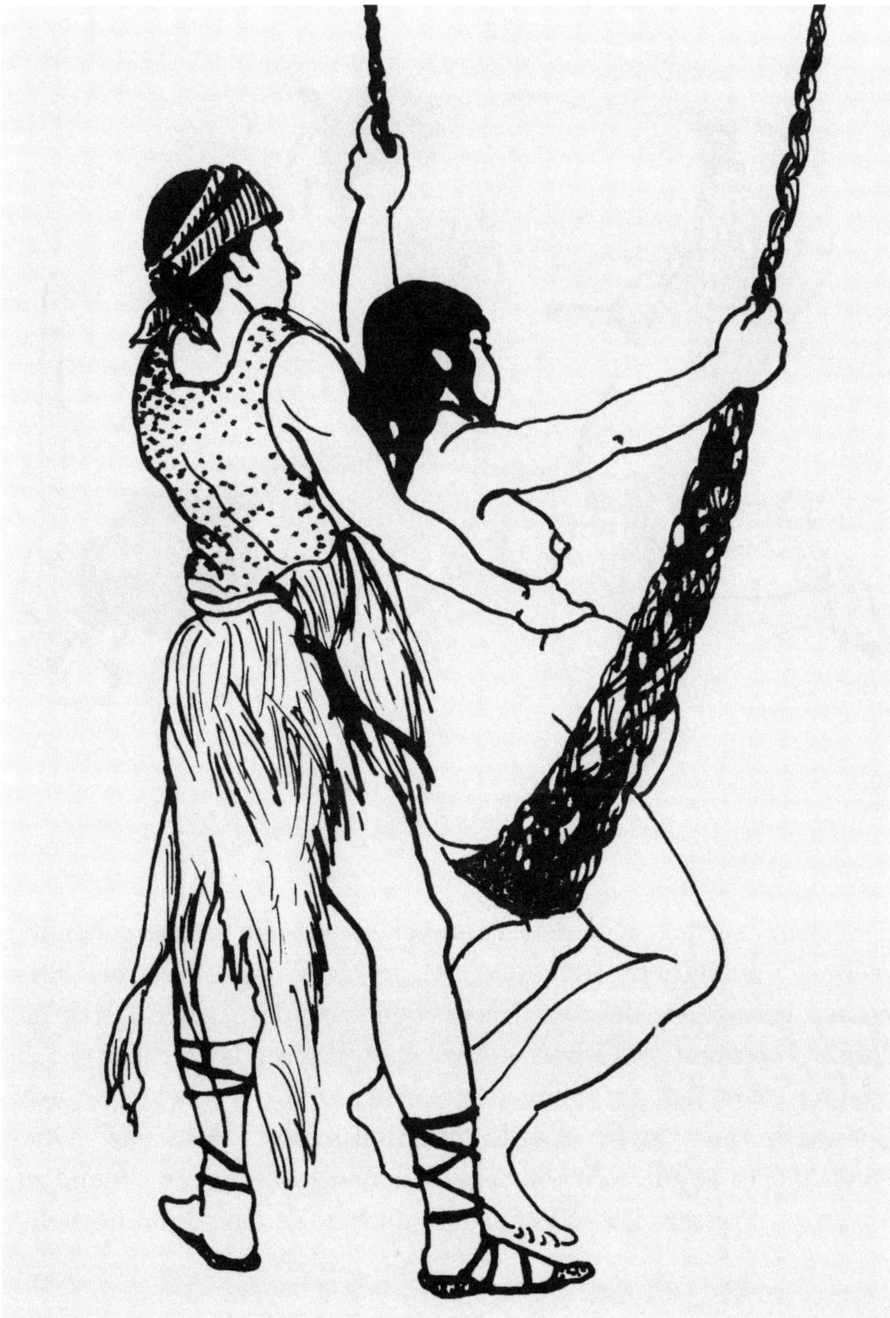

Die Gebärende hält sich fest, ihr Mann hält den Bauch hoch (bei den Kutenai).

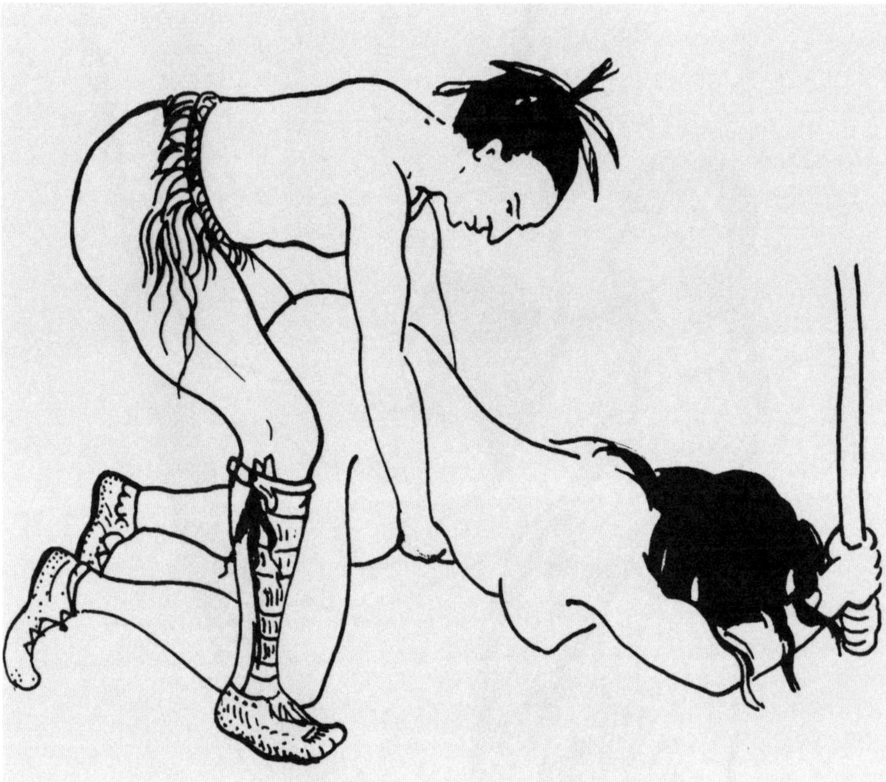

Geht man zurück von den Presswehen auf die vorhergehenden Wehen, verdeutlicht sich, dass 'Mitmachen' eigentlich bei allen Wehen gefragt ist. Bei den Presswehen wird das Atmen durch das Pressen bestimmt. In Geburtsvorbereitungskursen ist darüber viel zu erfahren. Wer sich gar nichts dazu vorher anhören möchte, braucht eigentlich nur zwei Handlungsanleitungen: Während einer Presswehe ist es gut, sich wie beim Tauchen zu verhalten - Mund zu, Augen zu, Pressen. Die Wehenpause über sollte man dann hecheln.

18. Kapitel: Nachgeburtswehen und Nachwehen

Die Plazenta

Wenn das Kind dann auf der Welt ist, setzen nochmal die Nachgeburtswehen ein, die dafür sorgen, dass die Plazenta herauskommt. Die Hebamme bittet dann, noch einmal zu pressen.
Diese Phase der Geburt war jahrhundertelang wegen der Verblutungs- und Infektionsgefahr die gefährlichste Phase. Heute ist sie bei guter medizinischer Betreuung für die Mutter kein Thema mehr. Die Nachgeburtswehen sind von den Wehen her das sanfte Ende der Geburt des Kindes.

Die Nachwehen

Nach dem ersten Kind spürt die Mutter im Allgemeinen keinerlei Nachwehen. Mit steigender Kinderzahl steigen die Schmerzen bei den Nachwehen. Sie setzen kurz nach der Geburt ein. Bei dritten und vierten Kinder gibt es noch die sogenannten Stillwehen, also die Nachwehen während des Stillens.
Nachwehen sind wirklich das, was gemeinhin als Nachwehen, als Nachbereitung eines großen, einschneidenden Ereignisses bezeichnet wird. Natürlich kann man sie mit schmerzlindernden Zäpfchen bekämpfen. Und Hebammen haben da gute Tipps auf Lager. Für viele Frauen ist es wahrscheinlich die leichteste

> Nachwehen dienen der Rückbildung der Gebärmutter. Es sind Gebärmutterkontraktionen, die dafür sorgen, dass die Gebärmutter wieder ihre ursprüngliche Größe bekommt. Nachwehen haben auch Frauen nach einem Kaiserschnitt und PDA.

Möglichkeit, sie durch ruhige Atmung zu überbrücken. Bei den Stillwehen ist das auch die einzige Möglichkeit, da man ruhig sitzen oder liegen bleiben muss.
Die Zeit der Nachwehen kann man nutzen, um das Erlebte zu verkraften. Eine Frau mit mehr als einem Kind wird vielleicht nur während der Nachwehen nicht herumrennen und irgendetwas zu tun haben. Beste Gelegenheit, währenddessen die Geschehnisse Revue passieren zu lassen. Und zu dem Ergebnis zu kommen: Selbstvorwürfe sind Unsinn. Mein Kind ist auf seine eigene, individuelle Art zur Welt gekommen!

Index